PRACTICE OF HUMAN ANATOMY

実戦・解剖学

編著 | 齋藤敏之

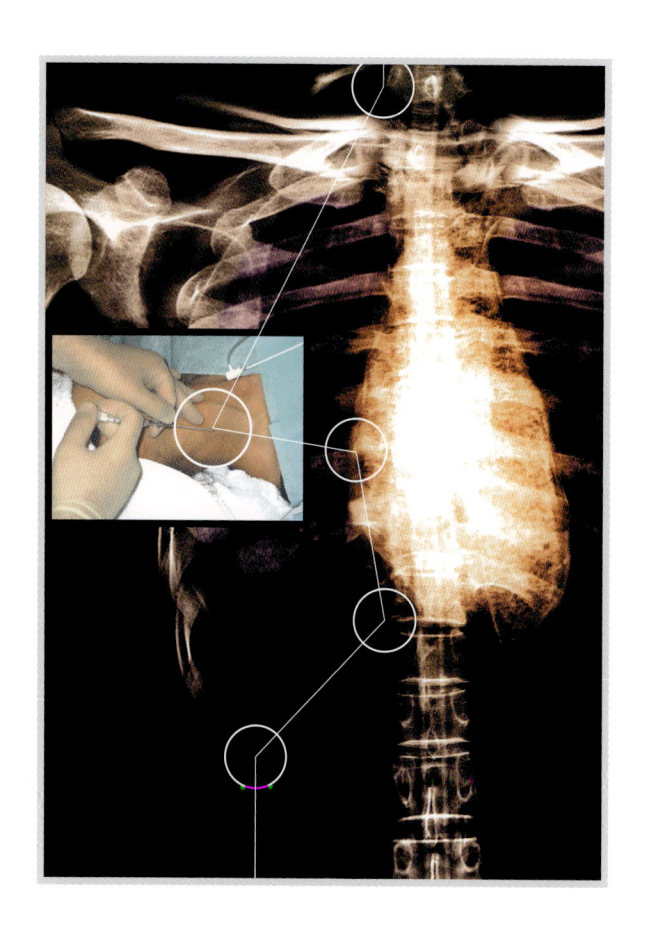

克誠堂出版

共同著者

　今回，本書作成にあたり次の先生方の共同執筆を得る事ができた。いずれも医療の第一線で活発に研究・治療に携わっている先生方であり，編者として大変光栄に感じている。

井上　哲夫　（日本医科大学麻酔科教授）
大井　良之　（日本大学歯学部麻酔科教授）
田　　秀蘭　（東京都医療公社東部病院麻酔科）
萩原万里子　（都立大塚病院内科）
福富　隆志　（国立がんセンター乳腺外科）
宮川　国久　（国立がんセンター放射線診断部）
薬師寺史厚　（都立墨東病院内科）
山本　直之　（日本医科大学医学部第二解剖学教室講師）
吉本　正美　（日本医科大学医学部第二解剖学教室講師）

（50音順）

推薦の辞

　この度，当解剖学研究室で麻酔薬の脊椎周囲での広がりについて研究をしている齋藤敏之君が教室員や同志を募って「実戦・解剖学」という本を書いているという事を聞き知った。日本医科大学解剖学教室の非常勤講師として勤務している齋藤君は，学生の国家試験の勉強に解剖学教室が今よりももっと貢献できないだろうかと考えた様である。確かに，解剖学は人体の構造を研究・教育するという歴史的背景を担った学問であり，医師の人体構造についての知識は専ら解剖学に依存してきたと言える。この人体構造の理解・記憶は容易でない。構造の理解は単純な事とは言え，時間がかかる。これには繰り返し考えることが必要である。一般に系統解剖学の講義は，学生が人体構造全体をおしなべて理解することを目的としている。しかし，生理学や臨床医学の講義を受けた後の学生には彼らが得た新たな視点に即応した局所解剖の説明書があっても良いと思われる。視野の変化に応じた説明書となると様々な視点の解剖学書の作成が想定されるが，本書では国家試験の既出問題を主題に解説しており，医学部高学年の学生がまず必要とする臨床医学の有機的説明を解剖学的視点から解説しようと努力したものと思われる。私はこのような医学教育者のアプローチがあっても良いと考える。

　この解剖学を中心とした国家試験問題説明書が学生諸君の理解に役立ってくれれば幸いである。

日本医科大学第二解剖学教室
伊藤　博信

はじめに

　私には国家試験問題は何度やってみても難しく感じられる。まったく苦手だ。しかしながら，この国家試験の問題を再びやって見るとその中にはけっして問題として難しいのではなく，たまたま問題が質問している部位の構造と生理を忘れてしまっているために難しく感じる問題も多いのではないかと思われる。国家試験問題の中には解剖学に関する問題も一部には見られ，これらの中には人体構造についての解剖学的知識を解剖実習以来忘れてしまったため，ないしは解剖実習時には強調されなかったために，出題された時に設問の理解に苦しむことがあるように思われる。このような試験問題は言ってみれば人体構造を覚えているかどうかと言うだけの問題だ。

　私はこのような問題を有機的に理解し解決するため，既存の問題を検討してその要所要所についての写真のついた解説書を作ることを試みた。

　本書は人体解剖を既存の国家試験問題から見直して検索したものである。今後，国家試験の進展とともに改訂し，より使い易いものになってゆけばと望んでいる。

日本医科大学第二解剖学教室・非常勤講師
斎藤　敏之

PRACTICE OF HUMAN ANATOMY
実戦・解剖学
編著｜齋藤敏之
【目次】

1	卵巣提索	1
2	横隔神経	7
3	反回神経（迷走神経反回枝，下喉頭神経）	12
4	肺門部	23
5	椎骨動脈・後大脳動脈	27
6	外頚静脈	35
7	腹腔動脈	41
8	腸間膜根	44
9	鼠径管	46
10	交感神経幹	49
11	卵円孔（心臓の構造）	53
12	腕頭動・静脈，鎖骨下動・静脈	58
13	胸腺	64
14	副甲状腺	67
15	腋窩リンパ節	74
16-1	骨盤底・膀胱子宮靱帯	78
16-2	尿路（および下大静脈と左腎静脈）	82
17	顔面神経（第VII脳神経）	88

■ 索引 ... 97

1 卵巣提索
lig. suspensorium ovarii

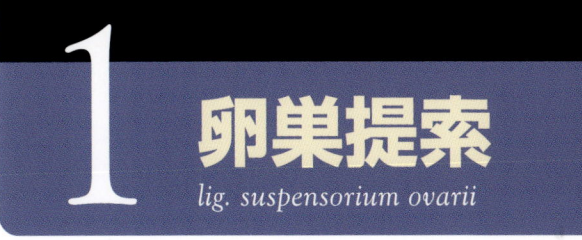

（骨盤漏斗靱帯とも呼ぶ。いずれにしても日本語・ラテン語の相同性に問題のある解剖用語である）

概説

【卵巣の固定（周囲の靱帯）】

　卵巣（長径=3cm，短径=1.5cm，厚さ=1cm）の位置を固定するものに固有卵巣索と卵巣提索がある。固有卵巣索（lig. ovarii proprium）は短い結合組織性円柱状索で卵巣と子宮底の外側角とを連絡して卵巣を固定している。固有卵巣索は子宮広間膜の前・後両葉の間に挟まれて存在している。一方，卵巣提索（lig. suspensorium ovarii）は同じく結合組織性筋性索で，卵巣の卵管端から骨盤側壁に向けて張っている。この靱帯は卵巣に至る血管，神経を導いている（図1-1）。

　卵巣提索は卵巣を骨盤側壁の上方に向けてつりあげる結合組織性筋性索である。この靱帯は同時に大動脈から出た卵巣動脈や静脈を卵巣に導いている。

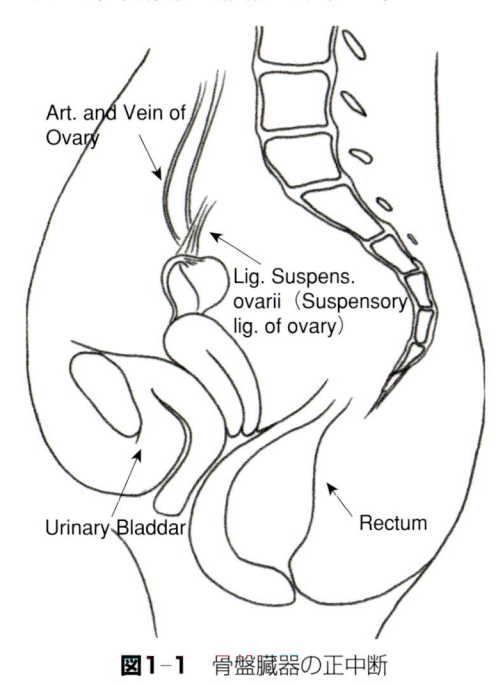

図1-1 骨盤臓器の正中断

関連問題 ❶

94回-A16

成人女性で正しいのはどれか。
(1) 卵巣提索の中を卵巣動静脈が走る。
(2) 卵管間質部の長さは1～2cmである。
(3) 卵管壁は内膜と外膜との2層からなる。
(4) 仙骨子宮靱帯の中を子宮動脈が通過する。
(5) 膀胱子宮靱帯の中を尿管が通過する。

(a) 1,2,3　(b) 1,2,5　(c) 1,4,5　(d) 2,3,4　(e) 3,4,5

問題解説

(1) 卵巣提索とは卵巣と卵管を骨盤壁に引き上げている靱帯である（図1-1，1-2）。これに腹部大動脈より発した卵巣動静脈が合流して卵巣に至る構造になっている。子宮の外表面から骨盤に至る腹膜は子宮広間膜と呼ばれるが，この子宮の前面，後面を覆う子宮広間膜はそれぞれ前葉・後葉と言われ，その間で漏斗状に骨盤壁から卵管・卵巣に向かっている腹膜部分を漏斗部と言う（図1-3）。この中に卵管，卵巣を骨盤に固定している結合組織＝卵巣提索（骨盤漏斗靱帯）がある。

(2) 卵管は10～12cmの長さであるがその基部に子宮壁を通過する卵管間質部と呼ばれる部分があり，1～2cm程度の長さである（図1-4）。

(3) 卵管の管壁は粘膜，筋層，漿膜の3層よりできており，筋層はさらに最内層，内輪層，外縦層に分けられる。

(4) 婦人科生殖器の子宮，腟は内腸骨動脈からの血液供給を受けるが内腸骨動脈は坐骨に沿って下降し骨盤底に達した後，子宮動脈，腟動脈（複数）となって筋層（後述）の上に位置する基靱帯の中を通って子宮外側に到達する。基靱帯は子宮の外側から後方に広く広がった靱帯で支配血管はこの中を通っている。仙骨子宮靱帯（骨盤底の章参照）は子宮の後面を直腸の周りを回って仙骨に固定する靱帯で後方に位置している（図1-5，1-6）

(5) 尿管は腎盂に発したのち椎骨両側を大腰筋の前面を下行するが仙骨前面に至って仙骨の外側縁に沿って後腹膜後面を下行し仙骨外側部に発する基靱帯にそって子宮外側に至り，膀胱子宮靱帯内の中の外側縁を通って膀胱後面（膀胱底・膀胱三角）に至る。子宮頸部外側を走行時には子宮動脈が尿管上面を交叉する（図1-7）。尿管の走行についての詳細は16-2章尿路（p.84）参照。

解答　(b)

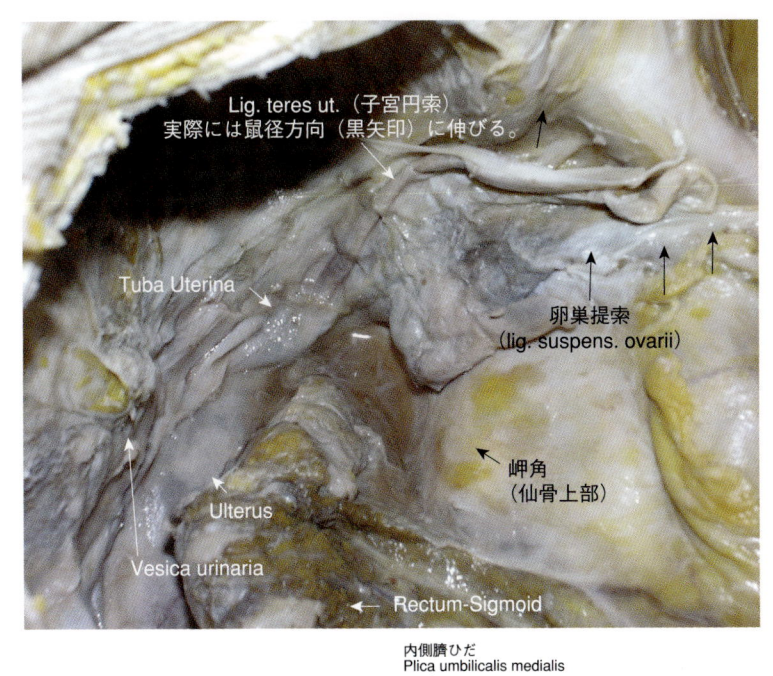

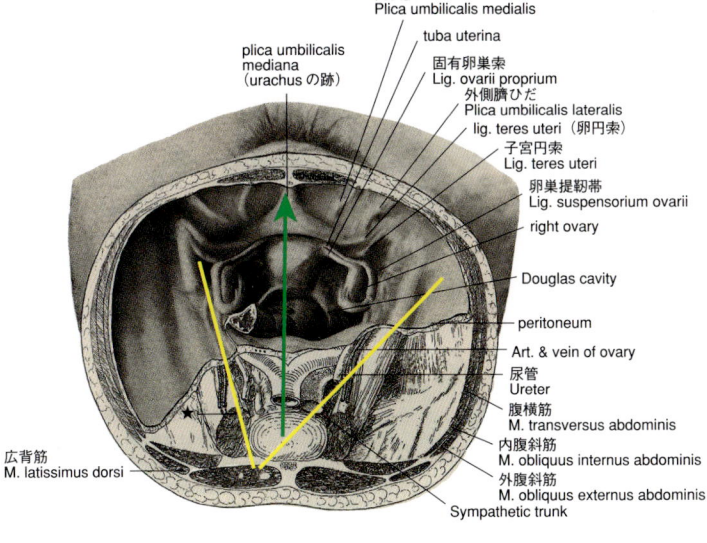

図1-2 卵巣提索を中心に小骨盤を鳥瞰した図 $\frac{a}{b}$

(a) 岬角（promontrium）は仙骨の上面である仙骨と腰椎は大きくここで屈曲している。(b) は上図を説明するためのイラストで矢印と2本の線は上図の視野を説明するための補助線である。

（金子丑之助．日本人体解剖学 第12版, 第2巻．東京：南山堂, 1976：p.292 図288より改変引用）

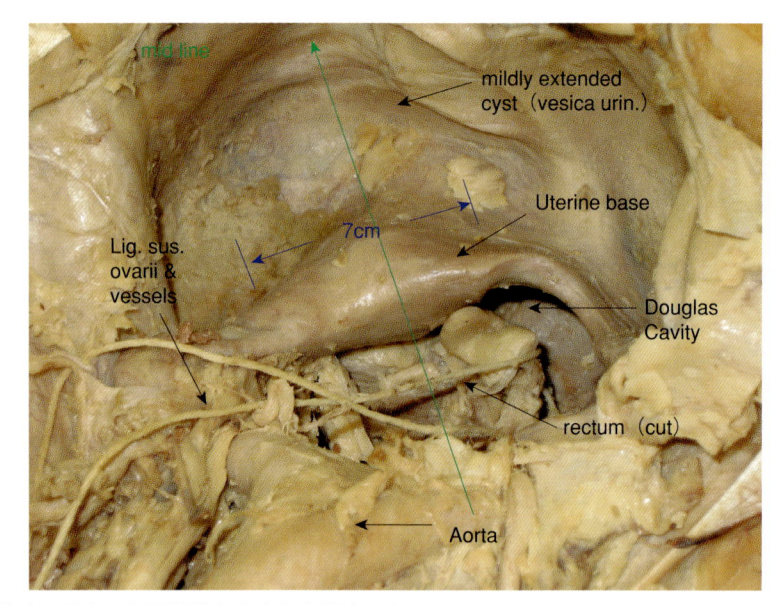

図 1-3 膀胱・子宮・直腸断端を上方から観察した図

子宮・膀胱・直腸（切断され上端を結紮糸で結紮）の上面である。写真の状態では，膀胱・直腸には内容の貯留がないので，子宮の前方・後方には空間が観察される。子宮と卵管，卵巣の表面を覆う壁側腹膜（子宮広間膜）の中では子宮広間膜後葉・直腸前面が最も低い位置にあり腟円蓋後方の穿刺によってここに溜まる腹水を採取できる（ダグラス窩穿刺）。子宮体部の大きさは7～9cm程度で卵管の長さも10～12cm程度である。骨盤底の構造については膀胱子宮靱帯の項で記述する。

緑矢印線は人体正中線を示す。矢印は人体前方を示す。子宮の大きさは鶏卵大を正常とする。

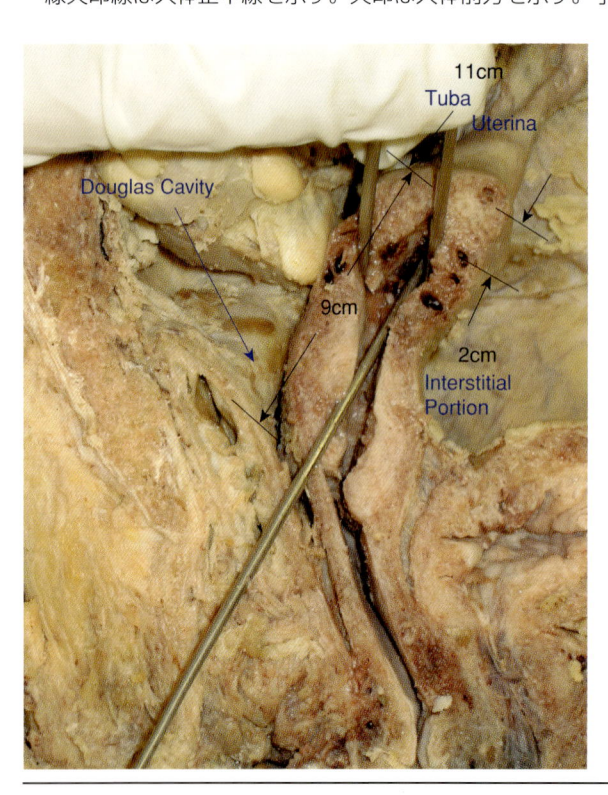

図 1-4 正中線における小骨盤臓器の断面（右が前）

腟が後上方に伸び出した後，子宮は前傾前屈している。子宮内腔（内子宮口から子宮底迄）は7cm，子宮内腔から卵管にゾンデを入れると卵管采まで10cm程度である。ゾンデを挿入したため卵管の走行は変形している。卵管は本来外側後方骨盤壁へと旋回してゆく。

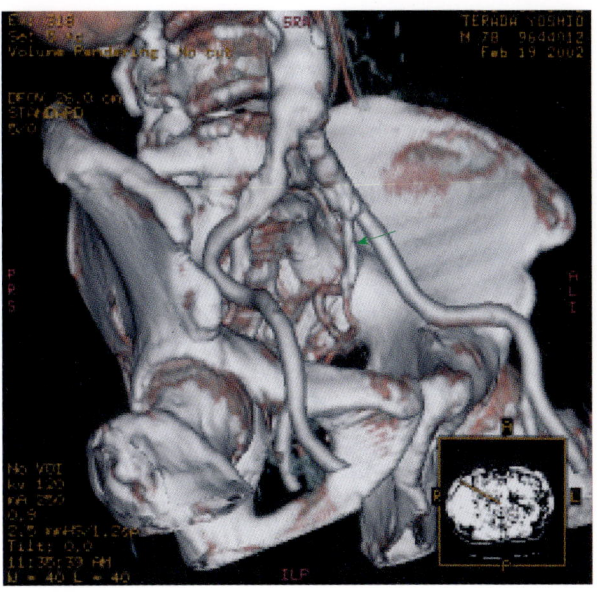

図1-5 下肢部の血管の3D血管造影
　内・外腸骨動脈とその分枝の子宮動脈がどのように子宮に流入するかを示した図である。動脈造影の図で内腸骨動脈を矢印で示してある。内腸骨動脈は小骨盤外側壁を走り、分枝の子宮動脈は外側から子宮側面に至る。

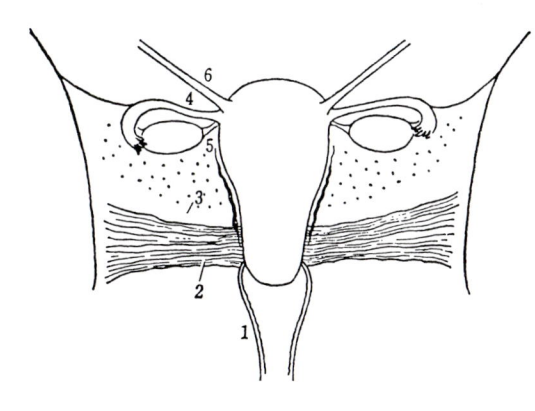

図1-6 子宮と子宮動脈
　子宮動脈の子宮への入り方を模式的に示す。
1.膣壁　2.頚部付着靱帯（基靱帯，仙骨子宮靱帯，膀胱子宮靱帯）3.子宮動脈　4.卵管　5.卵巣固有靱帯　6.円靱帯

（遠藤幸三．実地婦人科手術改訂第2版．東京：金原出版，1982：p.154　図182より引用）

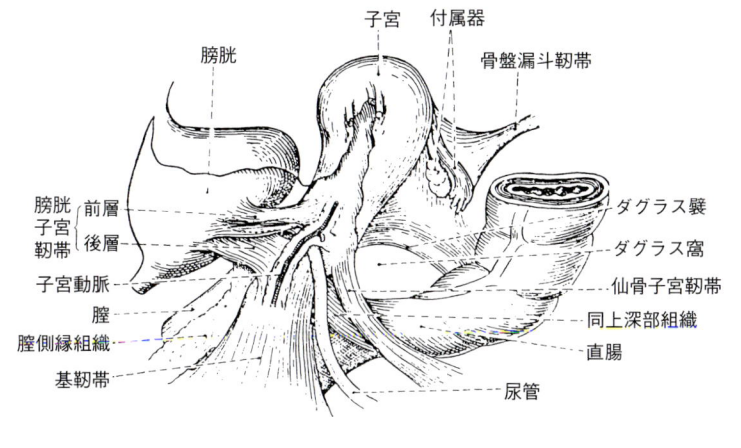

図1-7　尿管・基靱帯と子宮動脈

（遠藤幸三．実地婦人科手術改訂第2版．東京：金原出版，1982：p.172　図216より引用）

追加問題 ❶

94回-A16

正しいのはどれか。
a 妊娠していない子宮は小児頭大である。
b 卵管の長さは約20cmである。
c 卵巣は円靱帯で骨盤壁に固定されている。
d Douglas 窩は子宮の背側にある。
e 骨盤底は靱帯で構成されている。

問題解説

a．妊娠していない子宮は鶏卵大である。けっして大きくはない。冷蔵庫の中の卵の大きさと理解してもらいたい。鵞卵大という言葉があるがこれはなんらかの原因で子宮が増大した状態であり，鵞卵大（鵞鳥の卵大）でさえ定時の子宮のサイズを表現する記載法ではない。

b．最近の国家試験はなかなか学生の計り知ることのできない卵管の長さに興味があるらしい。卵管は10cm程度とするのが婦人科の常識らしい。

c．円靱帯と呼ばれるものは子宮円靱帯と考える。円靱帯は子宮を固定する靱帯で子宮角の卵管付近でおこるが基靱帯の中を外側に出て骨盤側壁を上前方に走って男性の精索と同様に鼠径管を通って大陰唇皮下に終わる。この走行は卵巣の固定には無関係である。一方で卵巣は卵巣提索（腹腔から観察すれば骨盤漏斗靱帯）・卵巣固有靱帯によって固定されている。

d．ダグラス窩は子宮の背側，子宮と直腸の間にある（図1-3）。

e．骨盤底は筋層が主となる構築となっているが，この構造については16-1章骨盤底・膀胱子宮靱帯（p.78）参照。

解答 d

2 横隔神経
nervus phrenicus

概説
【横隔神経の走行】

　横紋筋である横隔膜は元来頚に位置していた筋肉であった。横隔神経はこれに分布する神経で主に第4頚髄に由来し頚神経叢を経た後，前斜角筋の前面を下降し(すなわち腕神経叢の前を通る)鎖骨下静脈（前）と動脈（後ろ）の間を通過して（図2-3参照），胸腔内に入る。胸腔内では横隔神経は縦隔内を肺の内側，心臓（心膜）の外側を下降し肺門部の前方を通過する（図2-1）。横隔神経はそのまま中縦隔を下降し横隔膜上面に到達して横隔膜に分布する。左胸廓では中縦隔に心臓が位置するため，横隔神経は左肺門部前面を通過した後心臓の後面左室側面の外側を湾曲し右と同様に中縦隔の位置で横隔膜上面に到達し，これに分布支配する。

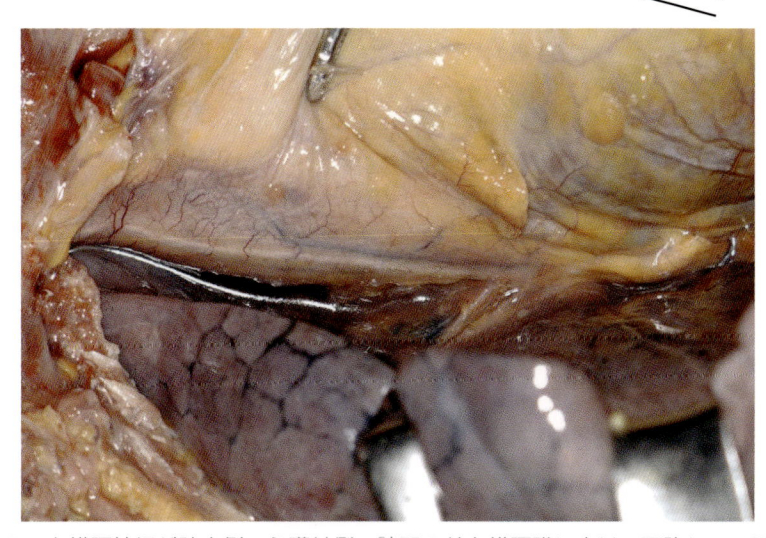

図2-1　右横隔神経が肺内側，心臓外側，肺門の前を横隔膜に向けて下降している様子

関連問題 ❶

94回-A14

正しいのはどれか。
(1) 右主気管支は左主気管支より長い。
(2) 気管支動脈は下行大動脈から分岐する。
(3) 右主肺動脈は右主気管支の前方に位置する。
(4) 左反回神経は大動脈弓を反回する。
(5) 横隔神経は肺門後方を下行する。

a (1),(2),(3)　b (1),(2),(5)　c (1),(4),(5)　d (2),(3),(4)　e (3),(4),(5)

CloseUp　**横隔神経・設問（5）**

　横隔神経は第3〜5頚髄の頚神経叢から発して外側下方に出て頭長筋(頚椎椎体の前を縦走する頭蓋支持筋)の外側前方を下行したのち，中頚部にいたって前斜角筋の前に出るようになる（前斜角筋は中部頚椎横突起から起こり肋骨に至る）。前方には頭蓋底の頚静脈孔を舌咽神経，副神経，内頚静脈とともに頭蓋内から出て頚動脈・頚静脈の間を頚動脈鞘の中を下行する迷走神経を観察する（頚動脈鞘は内容を明確にするため本解剖では解放されている）。

　横隔神経は頚部の下部では前斜角筋の前を下行する。前斜角筋は鎖骨下動

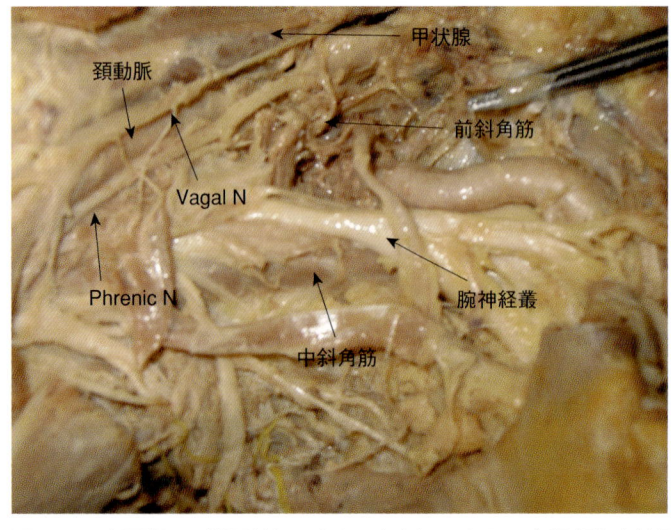

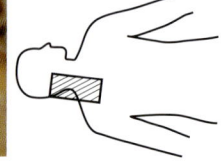

図2-2　右頚部での横隔神経の走行の解剖図である。右頚部を右外側方より観察している。
　本来は頚動脈鞘の中を下降（図では左から右へ）している迷走神経（Vagal N）の後方（下）を横隔神経が前斜角筋の前を下降している図。前斜角筋と中斜角筋の間を腕神経叢とその前方に鎖骨下動脈を見ることができる。

脈と鎖骨下静脈の間を通って第1肋骨に付着する胸廓を支持している筋肉である。横隔神経は前斜角筋の前に位置したまま胸腔内に入る。すなわち，横隔神経は前斜角筋とともにその前を下降し鎖骨下動脈と鎖骨下静脈の間を下降する。鎖骨下静脈（前）・鎖骨下動脈（後ろ）は末梢では伴走しているが上胸廓内側では互いに離れており，横隔神経はそれらの間を下降して胸廓内に入るわけである。一方で，鎖骨下動脈・腕神経叢は横隔神経の後ろにある前斜角筋とその後ろの中斜角筋の間，斜角筋間隙を出て末梢に至る（図2-2）。鎖骨下静脈は上記の構造で最も前にあり，前斜角筋と胸骨柄の間に位置している。

問題解説 (1) 気管は左右に分かれて気管支となる。気管支は右が左より太い。また，分枝角度も正中線に比べて小さいため全体として気管は右気管支につながり，左気管支はそれらから分枝しているようにみえる。しかし，その長さは短い。それは主気管支という定義によるトリックである。右気管支からは気管分枝後すぐに右上葉枝が分枝する。ゆえに右主気管支は短い（図2-3）。

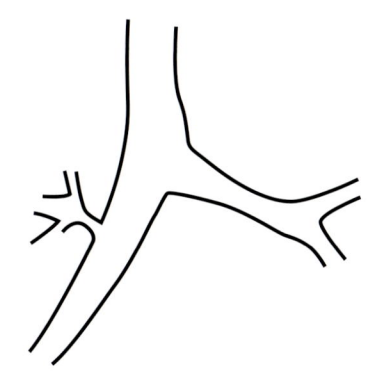

図2-3 気管支の分岐の前後像

(2) 気管支動脈は非常に細い。なかなか解剖で剖出できない。肺の機能動脈である肺動脈と対象的に肺を栄養する。主に下行大動脈から分枝するといわれている。しかし，上行大動脈からも出ることがあるといわれている。
(3) 肺門の構造は右左で異なっている。詳細は4章肺門部（p.23）参照。
(4) 左反回神経は大動脈弓を前から後ろに，右反回神経は右鎖骨下動脈を前から後ろに反回する。詳細は3章反回神経（p.12）参照。

解答 d

追加問題 ❶

94回-E10

正しいのはどれか。
a　横隔神経は腕神経叢から分岐する。
b　成人の肺活量は通常500ml程度である。
c　吸気時胸腔内圧は大気圧より低い。
d　肺の血流量は立位に比べて臥位で減少する。
e　アドレナリンは気管支平滑筋を収縮させる。

問題解説

a．横隔神経は図2-4，図2-5のごとく頚神経叢から分枝し，腕神経叢とは伴走するのみである。主としてC4頚髄に源を発することが解っている。

b〜d．肺は約3,000mlの肺活量をもっている。1回換気量の平均は500mlと考えられる。本問はトリックになっている。肺は固定した解剖遺体と異なり生体では開胸とともに人工呼吸を施さなければ収縮する。もし胸腔内圧が1気圧以上になったら肺は虚脱してしまうだろう。肺の血流は立位時の方が肺血流が少ないように思う。立位時には下肢の静脈還流は抑制されており，臥位での呼吸苦を起こすために上半身を起上させるFowlerの体位はこの反証の良い例である。

e．アドレナリンは気管支平滑筋を弛緩させることで知られている。運動時には体内でアドレナリンが分泌される。アドレナリンは血圧・血流を上昇させ筋肉中の血流を増加させるほか，気道を拡張させ空気の吸入における気道抵抗を低下させ肺の含気を促進させる。ちなみに喘息などで気道を拡張させたい時には，アドレナリン受容体の分類が進んだ結果，より特異性の高いアドレナリン類似構造の薬物を投与するのが一般的である。

解答　c

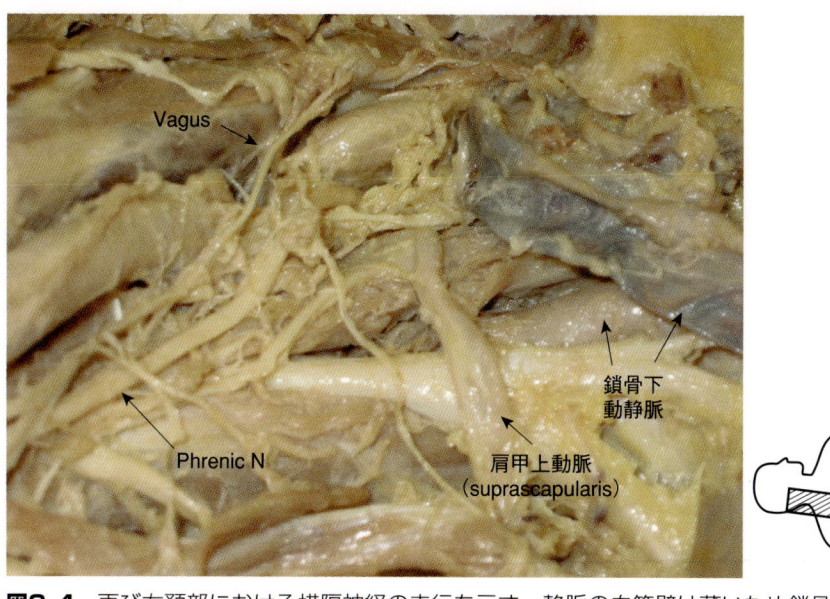

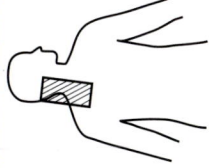

図2-4 再び右頸部における横隔神経の走行を示す。静脈の血管壁は薄いため鎖骨下静脈は遺体では血管はしぼみかつ血管中の変性ヘモグロビンが透見されて青く見える。Vagusと書かれた字の下が甲状腺でその外側に総頸動脈がある。鎖骨下動脈はこれと分岐する形で上行後に反回し白く見えている腕神経叢に伴行するように上腕（図中右の方）に向かって走っていく。肩甲上動脈は鎖骨下動脈が起始部で分岐する枝で末梢が解剖の都合で切断されているため手前が太く見えている。

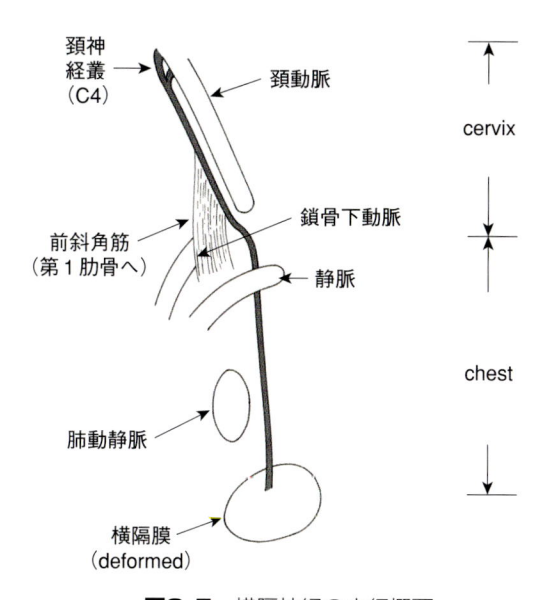

図2-5 横隔神経の走行概要

3 反回神経（迷走神経反回枝，下喉頭神経）

概説

【左右の反回神経の走行】

　第10脳神経の迷走神経の枝である。反回神経の起始は右左で異なっている。右反回神経は胸腔内に入ってから間もなくして起こる。右反回神経は鎖骨下静脈・鎖骨下動脈の間を通過した右迷走神経から分岐して鎖骨下動脈を前から後ろに旋回する（図3-1，3-2）。左反回神経は胸腔内深く大動脈弓を動脈管索の外側で前から後ろに（実際には大動脈の走行に伴い前外側から後方内側に）反回する。この後，右も左も気管の後方部の気管と食道の間の溝を上行する。反回神経は喉頭に達して声門を支配し発声に関係する（迷走神経運動枝）。

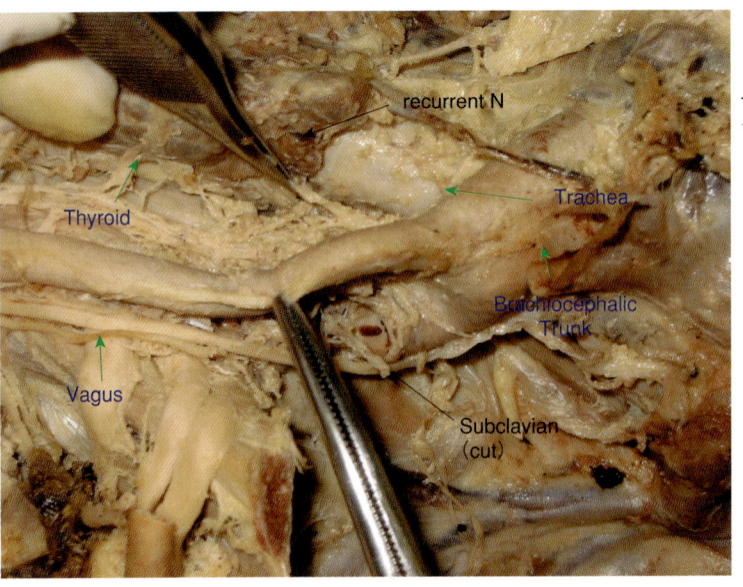

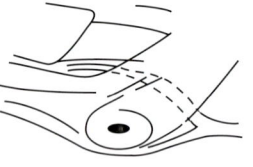

図3-1　右迷走神経が右鎖骨下動脈根部腕頭動脈付近で分枝している様子を示す。図では鎖骨下動脈は組織を展開するため切断したが，この際に迷走神経の鎖骨下動脈との関係が不明瞭になってしまった。鎖骨下動脈と反回神経の関係は図3-2を見て理解して頂きたい。反回神経は気管後面（膜様部付近）を上行した後，声帯を支配するため後頭部に入り込む。曲がり長ペアンによって摘まれているのは右総頚動脈である。迷走神経，総頚動脈，内頚静脈は頚部では頚動脈鞘内を伴行している。写真では頚動脈鞘は解放され総頚動脈と迷走神経が伴行していた様子のみが示されている。

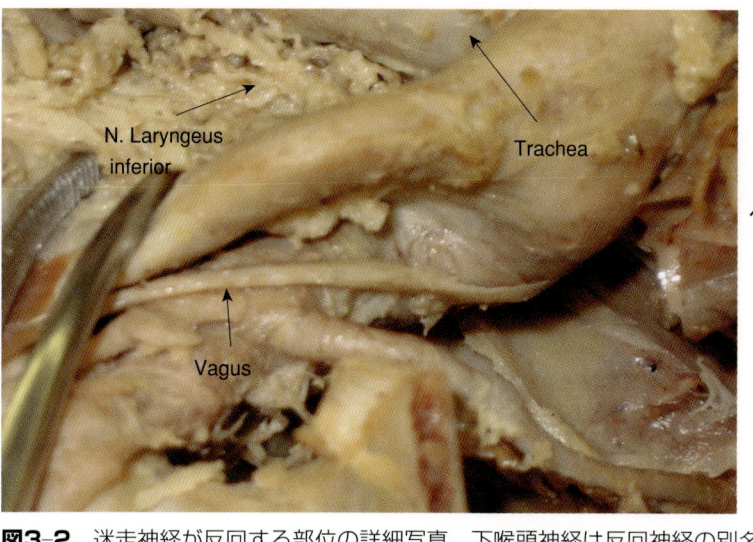

図3-2 迷走神経が反回する部位の詳細写真。下喉頭神経は反回神経の別名である。下喉頭神経は下方から反回後上行するが，上喉頭神経とともに迷走神経の枝で喉頭に分布し発声に関係する。すなわち，迷走神経の運動線維は声を司る。

関連問題 ❶

95回-I14

大動脈と反回神経に関する記述で正しいのはどれか。
(1) 弓部大動脈瘤では，嗄声となることがある。
(2) 腹部大動脈瘤では，単純遮断下で手術する。
(3) 大動脈解離では，外膜層が剥離する。
(4) 急性大動脈解離上行型は，内科的治療の適応となる。
(5) Marfan症候群は，上行大動脈瘤を合併する。

a (1), (2), (3)　b (1), (2), (5)　c (1), (4), (5)　d (2), (3), (4)　e (3), (4), (5)

Close Up　反回神経と大動脈

　左迷走神経は大動脈弓のところでボタロー管の外側を反回する。図3-3は左迷走神経の胸腔内での走行である。本例では弓部大動脈瘤が観察され，胸部大動脈瘤によって反回神経が圧迫されている。この症例では動脈瘤は上行大動脈から下行大動脈および一時動脈管の所でやや細くなっているが全体として左胸腔を大きく占める大動脈瘤となっている。

　この症例は大動脈瘤が反回神経の機能失調をおこしうることをよく説明できる写真である。左反回神経が大動脈を反回していることがわかる。図では心臓は除去してある。以上，胸部大動脈瘤は左反回神経の機能を障害しうる（緑線は正中線）。

問題解説

(1) 図3-3に示した症例のごとく，左反回神経は大動脈弓部を反回するので弓部の動脈瘤の圧迫により嗄声となることがある。

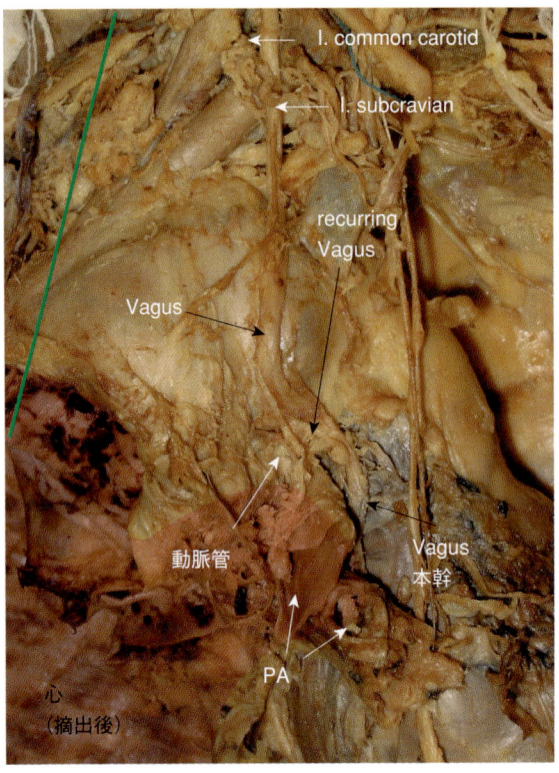

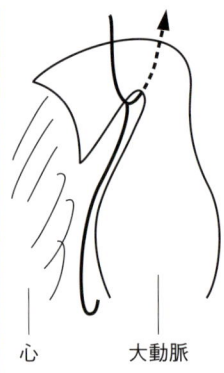

図3-3 胸部大動脈瘤を合併した症例の左迷走神経の反回

(2) 腹部大動脈瘤は通常腎動脈分枝以下で発生する。男性に多く（9：1），全人口の2％（米国）で増加している。腹部大動脈瘤の手術は大動脈を縦に開窓し人工血管を中に置いてくる。近位・遠位を鉗子で遮断して血流を停止させて10分間程度で行われる。この際，下腸間膜動脈の血流停止が問題になるが，術後に虚血性大腸炎となり血便が続くときは下行結腸切除を考えるらしい。ゆえに，腹部大動脈瘤では側副路の設定を通常は行わずに単純遮断下に手術することが多い。ちなみに，腹部の内臓で虚血が特に問題となる臓器は肝臓と腎臓である。

(3) 解離性大動脈瘤は中膜変性ののち内膜が剥離する。

(4) 急性大動脈瘤解離上行型は大動脈瘤のうち急性で解離性のものである。急性解離性大動脈瘤はDeBakeyにより分類され上行型とは上行大動脈に解離開始をもつものでDeBakeyのIおよびIII型に分類されるものである（これをStanford A型と呼ぶ）。急性大動脈瘤上行型は急変しやすく，内科的管理によっては生存率が著しく悪いことがわかっている（下行型には内科的管理の適応がある。緊急外科手術が通常である）。

(5) Marfan症候群は先天的中胚葉異常である。Marfan症候群は背が高く，くも状指があり，靱帯がやわらかく，近視を持ち，側湾を呈し，篭状胸を呈している。Marfan症候群は特に上行大動脈に大動脈解離を呈しやすい。これにより突然死を呈することがあるほか，中胚葉異常のため全般的に術後の管理が難しい疾患ということである（この他，ASD，VSD，Fallot，PDAを合併することがある）[1]。

解答 d

付記

【迷走神経・反回神経の走行】

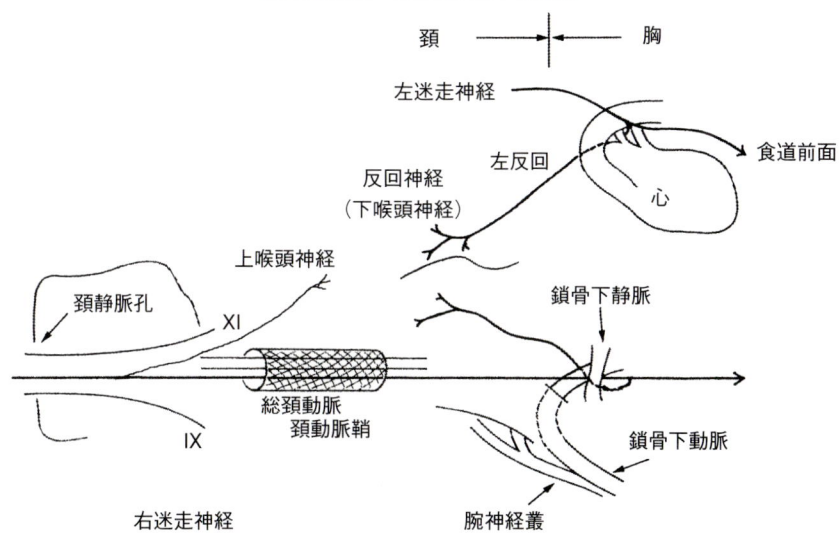

図3-4 迷走神経の走行上，特に論じられることの多い部分

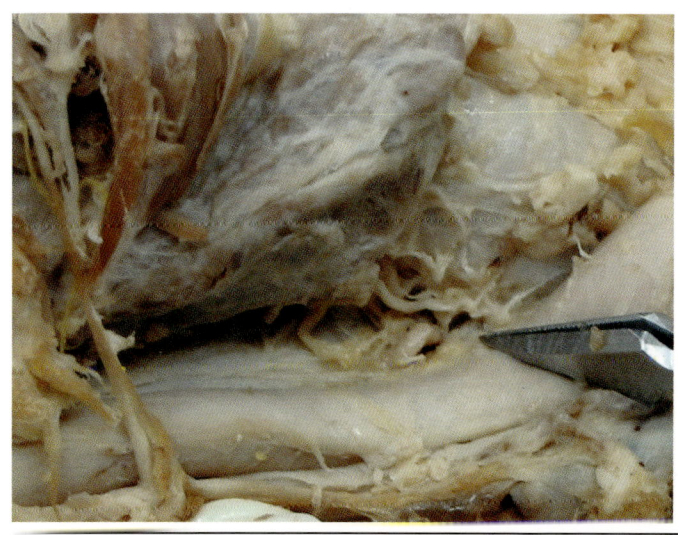

図3-5 甲状腺付近の右反回神経。下喉頭神経は甲状腺の後面を通って喉頭内に入る。解剖用ピンセットで手前に牽引しているのは右総頚動脈（写真の左が頭）。

追加問題 ❶

96回-E17

嗄声の原因となり得るのはどれか。
a　肺癌
b　自然気胸
c　急性肝炎
d　尿路感染症
e　痛風

問題解説

　人の声は声帯付近の状態や声帯を支配している上喉頭神経，下喉頭神経（どちらも迷走神経の枝，図3-4，3-5）によって形作られている。したがって，人の声の変化を論じるためには声門周辺の構造変化，炎症，ならびに上下喉頭神経の機能変化について考えなければならない。

a．反回神経，特に左反回神経（＝左下喉頭神経）は胸腔深く大動脈弓にまで至るため，左胸腔の肺癌（特に上葉）の侵襲を受けやすい。

b．自然気胸で上下喉頭神経が機能失調をおこすとすれば，それはかなりお粗末な手術によると考えられる。

c．著者は急性肝炎にかかったことがある。急性肝炎になると身体がだるくなる。でもしゃがれ声で困ったりはしない。

d．尿路感染症で嗄声になることはまずない。尿路感染症は頻尿・排尿痛・発熱・混濁尿・下腹部痛になる。でも嗄声は少ない。尿路感染症が迷走神経の中枢を麻痺し，球麻痺を起こすことを考えねばならないが，まず起こらない。

　著者は急性肝炎になったこともあるが，現在痛風ももっている。解剖学教室は夕方，組織の固定や巨視的解剖研究が一段落つくと酒の飲み会になることが多く，痛風持ちが多い。痛風は高尿酸血症で足の関節特に親指が腫れたのちに痛くなる。痛みののちもっと腫れる。骨折か脱臼かなと思っていると，痛み止めでけろっと直ってしまう。抗尿酸剤がよく効き，発作をおこさずにすごしている人も多いが，私のように運動好き・肉好き・酒好きの男性が「運動をして汗をかき，血液を濃縮させてしまった後」は，薬を飲んでいても発作をおこす。関節が腫れたときは安静にし2日間休んで腫れが引くのを待つ（図3-6）。痛風で嗄声になったりはしない。痛風は動脈硬化を軽度進行させるほか，当該の関節の変形を含む悪化で悩むようになる。

解　答　a

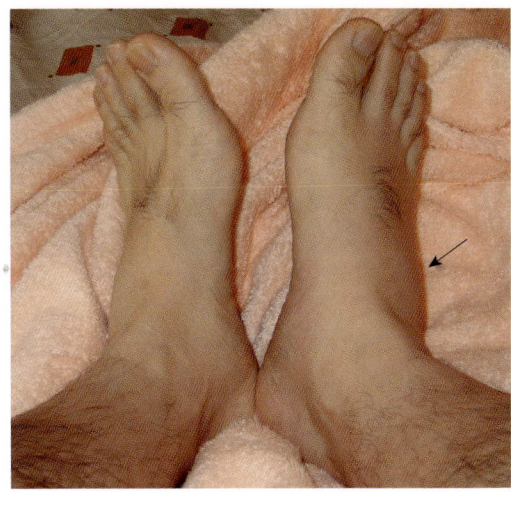

図3-6 痛風発作をおこした筆者の足(矢印)。筆者はテニスをするせいか発作は通常の第一趾ではなく足関節全体が腫張している。(以前、捻挫により前距腓靱帯を損傷した。参考：前距腓靱帯の損傷について．解剖実習の手引第10版．東京：南山堂，1994：p231参照)

追加問題 ❷

94回-E3

　25歳の女性。左頸部の無痛性腫瘤を主訴に来院した。腫瘤の触知で喉頭の違和感と咳とが誘発され、腫瘤の可動性は左右方向のみで上下方向には動かない。頸部造影CT像（図A・B）を示す。穿刺細胞診で良性の神経原性腫瘍が疑われた。
　腫瘍摘出術後に起こる可能性の高いのはどれか。

(1) 顔面の感覚異常
(2) 舌の感覚異常
(3) 嗄声
(4) 誤嚥
(5) 縮瞳

a(1),(2)　b(1),(5)　c(2),(3)　d(3),(4)　e(4),(5)

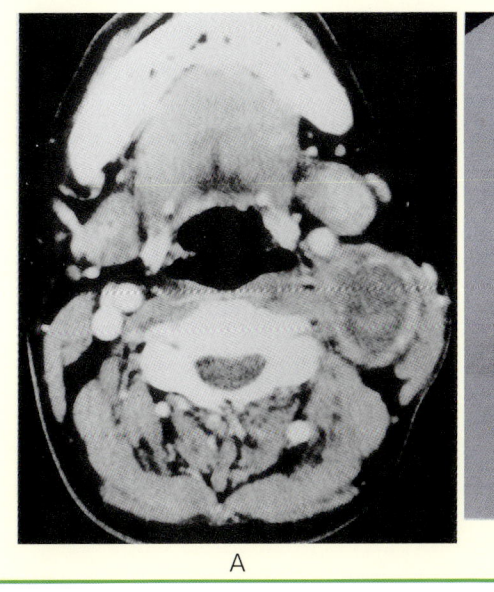

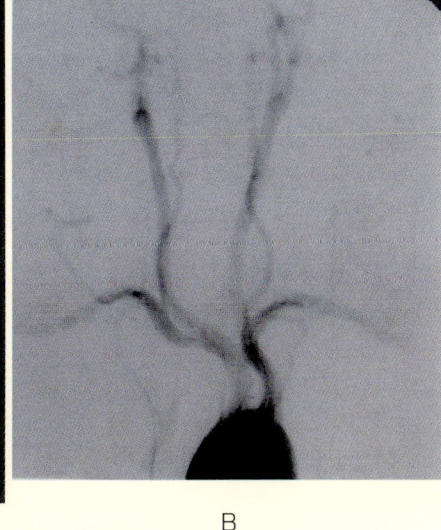

A　　　　　　　　　　B

問題解説　(1) 顔面の感覚異常は三叉神経の異常を示している。三叉神経は中頭蓋窩にあるGasser神経節で3本に分枝した後は顔面各部に分布してゆき頚部には至らない（運動神経は下顎の筋を支配し，一部頚部に至る。しかしこれは細い枝である）。
(2) 舌の感覚異常は顔面神経か舌咽神経（味覚），あるいはまた三叉神経の舌神経（圧覚）に関係する。顔面神経は鼓索神経となって三叉神経第3枝下顎神経の枝，舌神経に混入して舌に至る（顔面神経の章参照）。全体の経過を通して顔面神経は頚部には至らずに終わる。舌咽神経は頭蓋底の頚静脈孔を通過して頭蓋腔を出た後，咽頭に枝を出しながら下顎骨に沿って下行し下顎骨下縁の内側を舌に向かう。後に舌の高さ（＝頚部高位）では舌咽神経は総頚動脈の内側前方，耳下腺の内側を走る。
(4) 嚥下の支配神経は多くの末梢神経が関係しているが主幹は舌咽ならびに迷走神経である。
(5) 縮瞳は交感神経と動眼神経（副交感神経系）が関係している。

解　答　d

CloseUp　迷走神経摘出の症状（設問3）

迷走神経は頚動脈鞘の中を通っている。血管造影を加えたCT像であり，左右の相同性を検討すると腫瘍の位置は頚静脈の位置に相等するが，内頚静脈は腫瘍の圧迫によって圧閉されて写し出されていない。本症は総頚動脈と内頚静脈の間を下行する迷走神経の腫瘍が疑われる。迷走神経は上喉頭神経・下喉頭神経（＝反回神経）によって喉頭を支配する。腫瘍摘出により下喉頭神経が機能を失調し嗄声が発生することが想像される（上喉頭神経は分枝後で入念な手術によっては影響を受けない）。迷走神経は頚部で（上・中・下）咽頭収縮筋に細い枝を多数出している。迷走神経腫瘍の摘出は構音障害（球麻痺症状）ならびに嚥下障害の発生を想像させる。

CT像の所見について（図3-7）

頚椎・咽頭・右頚動脈・頚静脈が写っている。上部頚椎の横断面では総頚動脈が内側を，内頚静脈が外側の胸鎖乳突筋内側を上下に走っている。総頚動脈と内頚静脈の間に迷走神経が伴走し，総頚動脈・内頚静脈・迷走神経のすべてを頚動脈鞘が包んでいる。

本CT像では喉頭や口腔は写っていない。このほか舌筋・頚動脈の外側に胸鎖乳突筋・脊椎の前の椎前筋（頚を前屈する）が写っている。すなわち上部頚椎の横断像である。脊椎の後ろは横突棘筋や頚板状筋で頚の回旋・後屈

をつかさどる。CT像の血管陰影で左側に内頚静脈が写らないのは頚静脈は管壁が薄く，圧迫されやすいので閉塞してしまったためである。つまり，頚動脈鞘と呼ばれる結合組織の鞘の中で迷走神経が肥大したため同側の頚静脈は圧閉させられてしまったものと考えられる。迷走神経にはSchwannomaが発生することが知られており，耳鼻科頚部腫瘍摘出術の一項目をなしている。

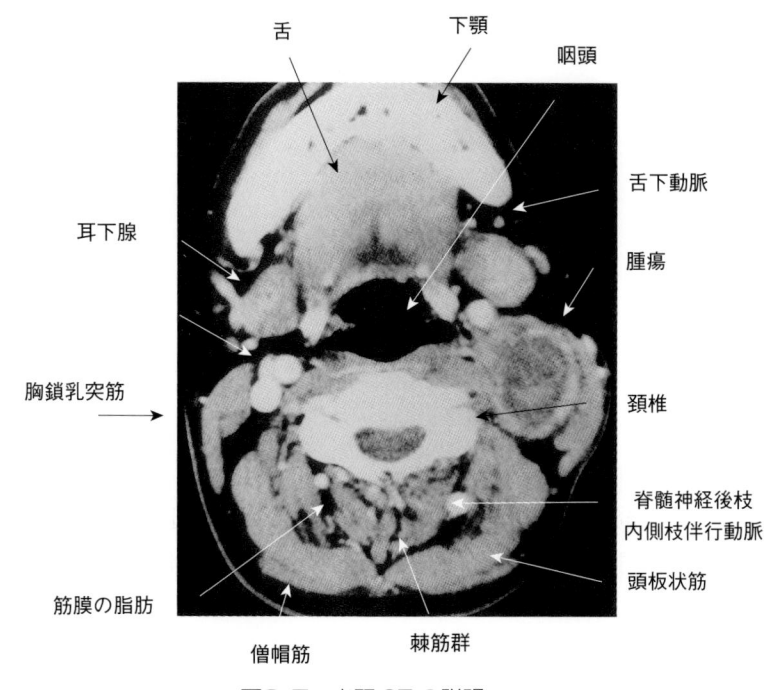

図3-7 出題CTの説明

血管造影の所見について（図3-8）

　血管造影に写っている血管。総頚・椎骨動脈起始部については椎骨動脈の項を参照のこと。椎骨動脈は第6頚椎に入るまで，縦隔内を短いながらも走るので被験者の姿勢によって蛇行したシルエットが観察される（鎖骨下動脈・椎骨動脈の起始部は蛇行していることが多く，このことがSubclavian Steel Syndromeの下地を作っていると考える）。本血管造影は腫瘍が血管に侵潤していない偽良性腫瘍を疑うといいたいのだろうが，比較的所見のない血管造影所見である（大矢印の所に腫瘍があるはず）。

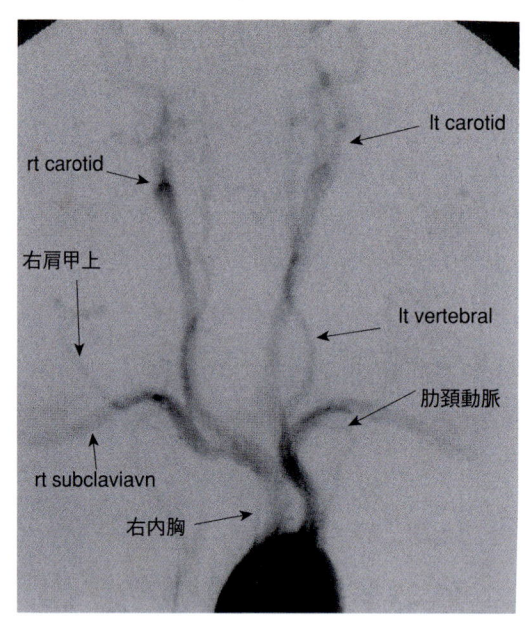

図3-8 血管造影図
鎖骨下・腕頭・総頚・内胸・頚横・肩甲上・椎骨動脈が写っている。不思議なことに、描出されている。これらの血管には明らかな異常は観察されない。

> Column
>
> ### 舌の感覚異常という言葉
>
> ところで，本書編集中に本問題について共同著者の吉本先生より面白い話を伺った。舌の感覚異常という表現はもとより出題者がこの選択肢を正答であるとは考えないで作った，というのである。舌の感覚は触角と味覚に分けるべきであって，舌の感覚異常などという投げやりな選択肢が正答であるはずがないというのである。確かにそうかも知れない。舌と感覚異常という2つの語彙が重なった選択肢は意味を持たないので正答ではない選択肢である。
>
> また，本問題では決定的なヒントがあるらしい。それは腫瘍触診で咳が誘発されたことである。これは腫瘍が迷走神経に強く関係していることを示している。共同著者の萩原先生によると本現象は次のように理解される。神経は刺激を受けるとその神経が通常機能しているような刺激が入力される。つまり，腫瘍に可動性があり近傍の神経線維が刺激されると迷走神経の場合は求心性線維である咽頭反射・喉頭反射（咳）・内臓知覚（満腹感・心臓圧迫感等）が誘発されうる。これは迷走神経の近傍に腫瘍があっても迷走神経の一部に腫瘍があっても同じである。

付記

【神経線維の機能分類】

脳神経は機能によって次のように7つに分類してその働きを表現する。

1. 一般体性遠心性線維：身体の鰓弓由来以外の横紋筋を支配する運動線維
2. 一般体性求心性線維：皮膚感覚，深部感覚，固有感覚(筋・腱・関節包などからの感覚線維
3. 特殊体性求心性線維：嗅覚，視覚，聴覚，〔側線感覚（魚）〕の線維
4. 一般臓性求心性線維：満腹感，食道を通過する食物の感覚，胃潰瘍の胃の痛み感覚の一部，排尿感といった内臓感覚の線維
5. 特殊臓性求心性線維：味覚の線維〔味覚は舌（内臓）由来の特殊感覚と考える〕
6. 一般臓性遠心性線維：消化管などの平滑筋の機能の調整を司る神経線維
7. 特殊臓性遠心性線維：鰓弓由来の横紋筋を支配する線維。嚥下・咀嚼・三半器官の音の伝導に関与している

　この分類は一般：特殊，体性：臓性，求心性：遠心性の2の3乗の分類数に分けられるはずであるが特殊体性遠心性線維は存在しない。ひょっとすると蛍の発光がこれにあたるのかとも考えるが，ヒトで脳からの指令で特殊な働きが体節に及ぶことはない。例えば腺の分泌も平滑筋の収縮と考える。ヒトの頚・顎・耳の部分は旧来鰓があったことから，臓器と考える。ゆえにこれらに向かう，またこれらから来る神経は臓性と考える。
　鰓弓にある筋に向かう線維は特殊とする（この理由は著者には不明）。この結果，特殊体性遠心性線維は存在しない。
　以上の分類は錐体路，錐体外路，自律神経系の分類とは別であって，それらのいずれにも当てはめることができる。
　神経機能の表現ではこのほか感覚と知覚という言葉を使い分けている。この説明はコラム（p.20）を参照。

【迷走神経の神経線維の構造】

　迷走神経の運動神経＝特殊臓性遠心性線維（発音・嚥下）は延髄の疑核に発する。運動神経は声帯を支配するほか頚部で細い枝を多数出し，舌咽神経と交通枝を作りながら咽頭収縮筋を支配している（嚥下・構音に関係する）。また，一般臓性遠心性線維（腸管運動の運動線維は延髄菱形窩の迷走神経背側核に発する（副交感神経節前線維）。これに対して，感覚神経（次項参照）のうち触角（咽頭・喉頭の知覚＝触角・圧痛覚）は迷走神経頚部の上神経節に，味覚・内臓感覚（心臓痛・腸管感覚）は下神経節に起始細胞を持ち，ともに延髄弧束核に感覚核を持っている。

末梢では，迷走神経は舌咽神経・副神経とともに頚静脈孔を通って頭蓋底を通過し頭板状筋の前で総頚動脈と内頚静脈の間を頚動脈鞘の中を下行する。鎖骨下動脈・鎖骨下静脈の間を通って胸廓内に侵入し反回神経を分枝したのち縦隔を後方に向かって食道の左右を下行する。食道下部では迷走神経は左側が食道前を，右側が食道後を下行する。

【感覚と知覚】

　神経の表現では知覚と感覚を使いわけている。感覚は受容器に発する求心性線維につけられる名称である。知覚はそれに対して大脳皮質での認識を含んでいる。ゆえに感覚神経というのが正しい。

Column

臨床家からの助言

　迷走神経が病巣に関係する時に現われる症状について次のような助言を頂いた。
〔迷走神経〕
・迷走神経障害では声がかすれて声量が小さくなる！　病変が咽頭枝より中枢側では鼻声となる！
・迷走神経障害が食道枝に及ぶと嚥下障害が生じる！
　これは迷走神経が食道の横紋筋に運動枝を送っているためである。食道上2/3の横紋筋の不可逆的麻痺が生じる。
・迷走神経反射：咳，嘔吐，徐脈，めまい，心抑制をきたす（ことがある）！

文　献

1) Principles of surgery, 7th ed. Schwartz SI editor. New York : McGraw Hill. 1999 : p909-950.

4 肺門部
Hilus. hilar region

概説

　肺門部は肺癌が好んで侵潤・転移する臨床上の特に重要な領域である。肺の手術をするとなると肺門の構造の理解は重要である。肺門の動静脈と気管の配列は左右で異なっている。

　右肺門では図4-1のように前からVABの順に並んでいる。この配列は試験に出しやすい。ヒト肺動脈は右心室から心臓の前面・大動脈の前を上行し左後上方に向かって旋回しながら左肺根部（=肺門部）に進入する。左肺動脈はこのまま左肺にはいるが，右肺動脈は左肺動脈から大きな角度をもって分枝し左肺動脈の様に頭側に上行せず横走して大動脈・上大静脈を横切って右肺根部に至る（図4-2）。気管支は気管から分枝するが，すぐに上葉枝を出した後，太い右主気管支は下方背側に進んでそのまま右肺門部に至る。以上の理由で右肺根部（肺門部）では肺静脈・肺動脈・右主気管支は前からVABの順に並んでいる。

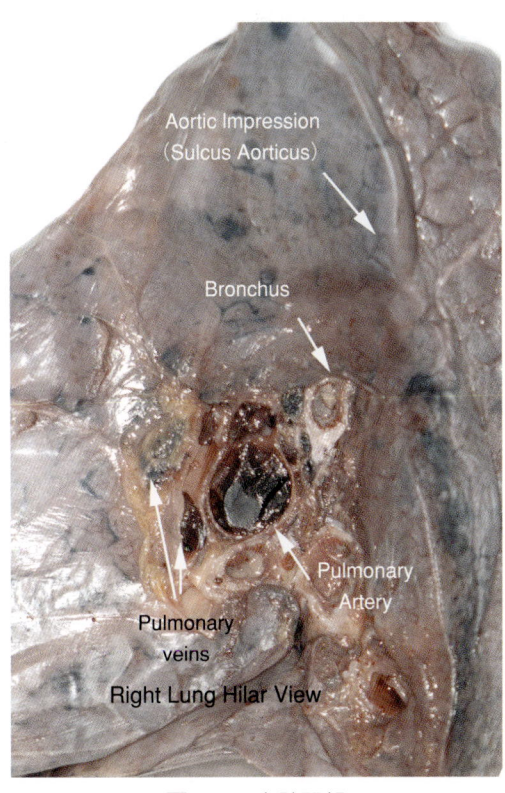

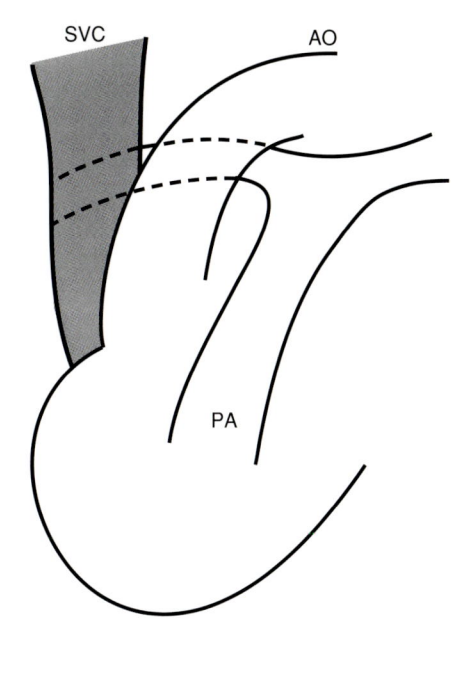

図4-1 右肺門部　　　　**図4-2** 肺動脈の走行

左肺門は動脈・気管・静脈群が縦に並んだようになっている。上行してきた肺動脈基幹部は左肺動脈となってそのまま左肺門部上方に終わる。左気管支は大動脈弓の円の中を心基部の上を横走するため，右主気管支と異なりあまり下行しない。左主気管支は左肺門の中央に位置している。左肺静脈は直近に左房があり，ここにさまざまな形で流れ込む。左房は心臓の最も背部にあるといわれている（6章外頸静脈p.35参照）。これに流れ込む肺静脈も大きく集約すれば肺門部背部に位置している。全体として図4-3のような位置関係といえよう。

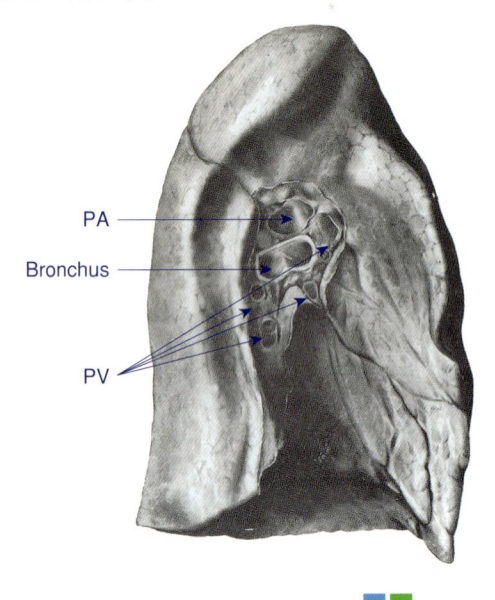

図4-3 左肺門部
（金子丑之助．日本人体解剖学 第12版，第2巻．東京：南山堂，1976：p.156 図152より改変引用）

関連問題 ❶　　96回-G35

正しいのはどれか。
a　左反回神経は大動脈を反回する。
b　横隔神経は肺門部の後方を通る。
c　左主気管支は右気管支より短い。
d　左肺動脈は左主気管支の後方に位置する。
e　胸管は肺門部の前方を上行する。

問題解説
a．反回神経の章で説明したように，左反回神経は大動脈を反回する。
b．横隔神経の章で説明したように横隔神経は肺門部前方を通る。
c．左主気管支は心基部の上で大動脈弓の中を左に横走する。このため，左主気管支は気管に対して大きな角度で分枝し細く長い。左右主気管支について比較すると「右主気管支は気管のように太く，そのまた分枝角も小さい。

由に気管異物は右に入りやすい。」というように表現されるが，長さは左主気管支の方が長い（2章横隔神経p.7参照）。これは右主気管支が気管分枝後すぐにまだ縦隔内で上葉枝を分枝するためである（図2-3）。

d．左肺動脈と気管支動脈：図4-4は縦隔内の心臓を除去し左肺門部を観察した写真である。左上部に向かって斜めに観察した写真であるが，頭側から大動脈弓部（AO），肺動脈（PA），肺静脈（PV），ならびに左気管支（lt. bronchus）が観察される。左肺動脈が上位に位置していることが観察され，左主気管支の後方でないことがわかる（また，本症例では通常下行大動脈から分枝される気管支動脈が大動脈弓部で分枝し観察されている）。

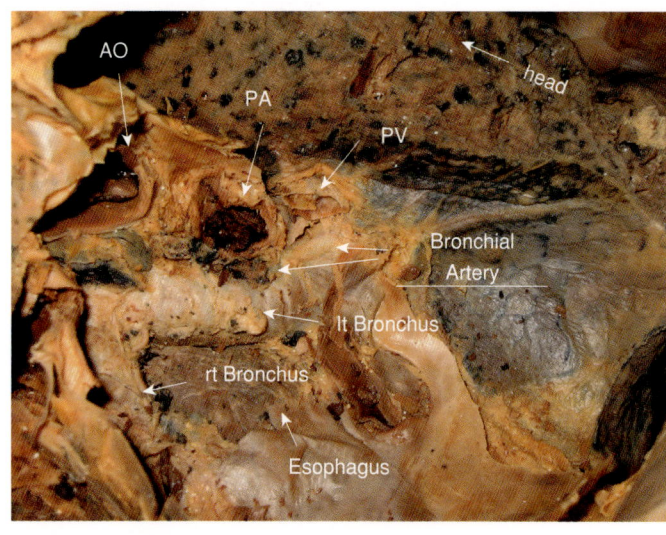

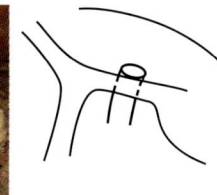

図4-4 心臓除去後の縦隔より左肺部を望む

e．胸管は後縦隔を奇静脈と同じ前額平面内の脂肪の中を上行する。食道・大動脈よりも後方で椎体の前方である。胸管は上胸部，頸部深層で左方に展開し，左静脈角に流れ込む（図4-5，4-6）

解　答　a

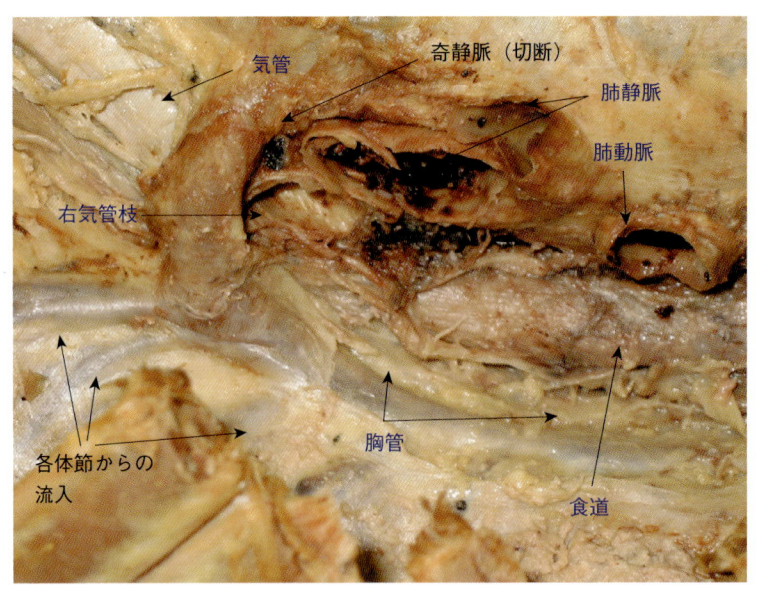

図4-5 胸管と胸部内蔵
　胸管は奇静脈の横を走り，食道の後方にある。

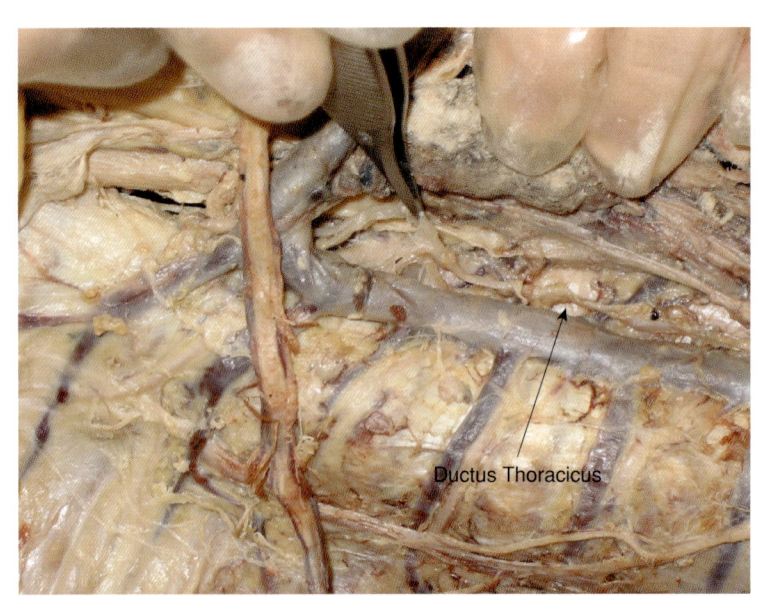

図4-6 胸管の剖出
　別の症例で胸管をより明瞭に剖出している。手で支えているのは食道。

5 椎骨動脈・後大脳動脈

概説

【椎骨動脈】

　椎骨動脈は鎖骨下動脈の最初で最大の枝である。椎骨動脈は左右鎖骨下動脈から分枝して頸椎横突孔内を上行し頭蓋内に入って左右合流して脳底動脈となる（図5-1）。椎骨動脈は前斜角筋と頭長筋の間を上行し第6頸椎横突起より第1頸椎まで横突起の中を通る（第7頸椎横突孔内には静脈が通っている）。椎骨動脈は第1頸椎（環椎）の椎骨動脈溝を通って内側に向かい左右合流して脳底動脈となる。脳底動脈は左右内頸動脈とWillisの動脈輪という構造を作り，脳血流全般を支配する。

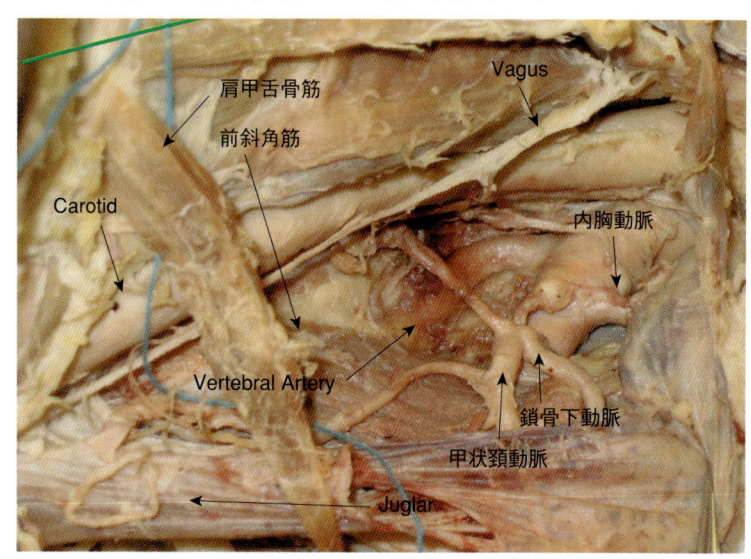

図5-1　右椎骨動脈の起始部
　右鎖骨下動脈は上方に椎骨動脈を分枝した後，下方に向けてはそれよりは細い内胸動脈を分枝している。次に鎖骨下動脈は甲状頸動脈（truncus thyreocervicalis）を分枝する（緑線は中央線を示す）。内胸動脈はラテン語でA. Thoracica Internaと命名されているにもかかわらず英名ではIMA（Internal Mammary Artery）とよばれている。IMAは胸部外科で開胸手術時に用語として使用されており，冠動脈バイパス術において冠（状）動脈の代用となる血管である。甲状頸動脈は下甲状腺動脈や頸深部に分布する上行頸動脈を分枝する短い動脈幹で，臨床的に取り上げられることは少ないが血管造影ではよく写っている。

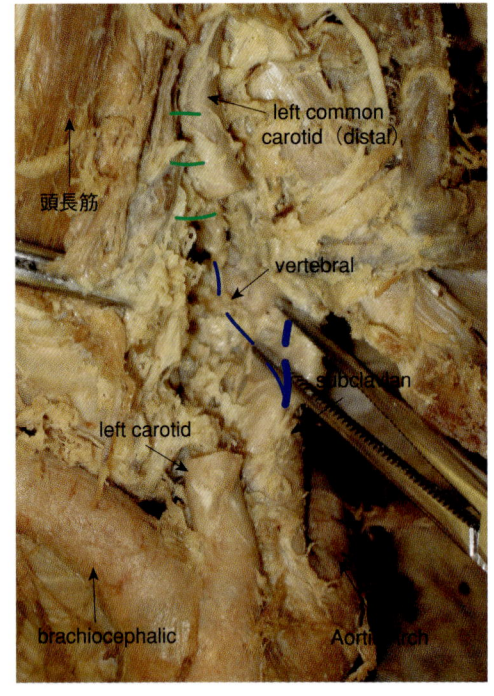

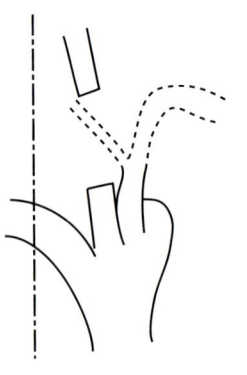

図5-2 椎骨動脈走行図

　左椎骨動脈の起始部。左椎骨動脈が大動脈弓から分枝した左鎖骨下動脈から発生して左総頸動脈の後方を上行していく様子をとらえたものである。（青線が鎖骨下動脈の走行とそれから分枝する椎骨動脈の走行を示している。写真では椎骨動脈が頸椎の第6頸椎横突孔へと近付いていく様子が示されている（青の波線）。鎖骨下動脈は上肢に向かう前に胸腔から頸部下部に向けて上行する。また，緑の線3つは結合組織中に触れる下位の頸椎横突起を示している。本写真で特に示したいのは左総頸動脈と左鎖骨下動脈の起始部はほぼ前後に近接しているので，鎖骨下動脈から分枝する椎骨動脈の起始部は左総頸動脈の後ろに当たっており，前後像の血管造影ではこれらの起始部はほぼ同一の点であるということである（参照：3章p.20，図3-8血管造影図）。

　図5-2は左椎骨動脈の起始部を胸腔内から写したもので鎖骨下動脈から分岐し頸椎横突孔に入り込む様子が捉えられている。

　椎骨動脈に関しては著者が重要であると考えるにも拘わらず検索した範囲での国家試験には出題がみられなかった。そこでここに新たに問題を作成した。

関連問題 ❶ 予想問題

つぎの記載のなかで椎骨動脈の記載として正しいのはどれか?
a 椎骨動脈は右は腕頭動脈から左は総頚動脈から分枝する。
b 椎骨動脈は舌下神経管〔前顆管（後頭骨の）〕を通って頭蓋内にはいる。
c 椎骨動脈は顆管〔後顆管（後頭骨の）〕を通って頭蓋内にはいる。
d 椎骨動脈は頚椎横突孔を通る。
e 椎骨動脈は後大脳動脈となる。

CloseUp！ 椎骨動脈の連絡

椎骨動脈は左右ともに鎖骨下動脈から分枝して上行し左右合流して脳底動脈となる（図5-3）。図5-4は頚部後方を頚椎椎弓まで除去し脊髄を覆う硬膜が露出している。本写真は特に第1頚椎に着目し頚椎横突孔の中を上行した

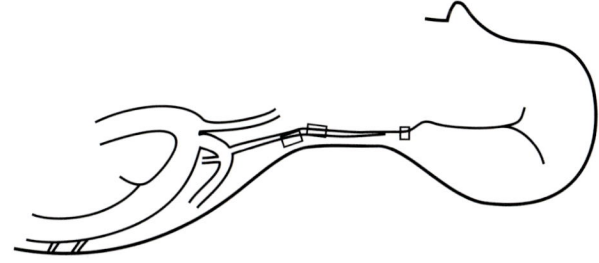

図5-3 椎骨動脈の走行

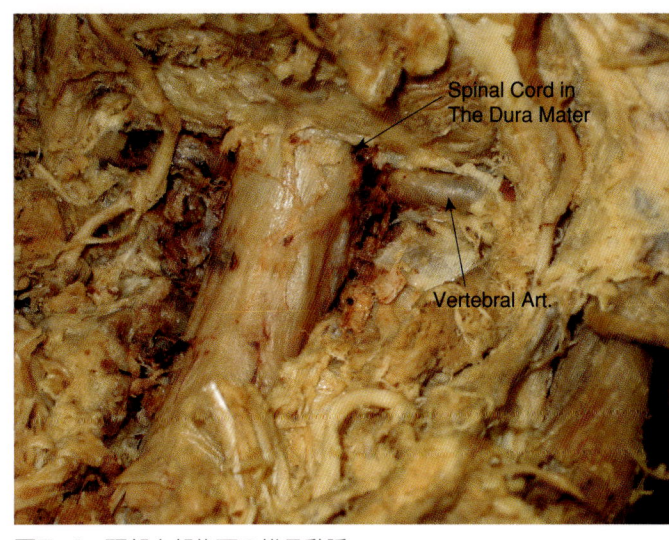

図5-4 頚部上部後面の椎骨動脈

椎骨椎弓をノミで除去した状態を示す。大後頭孔を通って硬膜をかぶった脊髄が頭蓋内に入り込んでいる状態を撮影している。椎骨動脈は第1頚椎椎骨動脈溝を通って左右の動脈が正中に近付き大後頭孔を通過した後，頭蓋内で左右が合流して脳底動脈となる。さらに Willis の動脈輪を作った後，後大脳動脈を主に養う。

両側の椎骨動脈が環椎（第1頚椎椎骨動脈溝を通って内側に向かって合流してゆく様子を示している。左右椎骨動脈は頭蓋内に入って延髄腹側に回り込み，左右椎骨動脈が合流して脳底動脈となる。

問題解説

a．椎骨動脈は左右ともに鎖骨下動脈が始まったすぐのところで分枝している。
b〜e．椎骨動脈は第1頚椎（環椎）の椎骨動脈溝を通って，正中に近付き，大後頭孔を通って頭蓋内に入った後（b，c），左右合して脳底動脈となる（e）。

ここで舌下神経管が出てきたところで，脳神経の頭蓋底（とうがいてい）の通過について纏めておきたい。

脳神経は頭蓋底の色々なところを通って頭蓋外に出る。Iは篩骨の篩板，IIは視神経管，III，IVは上眼窩裂，Vは上眼窩裂，正円孔，卵円孔，VII，VIIIは内耳道からIX,X,XIは内頚静脈と一緒に頚静脈孔を出る（迷走神経はこのまま頚動脈・頚静脈に沿ったままとなる）。XIIの舌下神経は脊髄の前根にあたり，椎骨の脊髄神経溝にあたる舌下神経管(前顆管)を通って頭蓋外に出る。顆管（後顆管）は舌下神経管の後ろにある静脈の通る後頭骨の孔（一対）で顆導出静脈が通っている。この静脈は頭蓋内の血液を導出するS状静脈洞（内頚静脈になる）と脊柱内外に網目状に広がる椎骨静脈叢を結んでいる。内頚静脈が閉塞すると顆導出静脈により静脈は脊柱内外の椎骨静脈叢に流れ込む。

さて第96回国家試験に中大脳動脈・後大脳動脈についての出題があったが，選択肢に椎骨動脈が出ていたのでここに呈示する。この問題は後大脳動脈の支配領域でもないのに解答が後大脳動脈支配として取り扱われており，誤った解釈が流通している現状を訂正しようとする著者の意図も持っている。

解答 d

追加問題 ❶

96回-C16〜18

次の文を読み，C16〜18の問いに答えよ。

70歳の男性。言動の異常に気付いた家族に連れられて来院した。

現病歴：2日前の午後に，急に会話がトンチンカンになり，落ち着かなくなった。昨日は症状がやや改善したように思われるが，今朝になってまた会話のつじつまが合わないために来院した。

既往歴：10年前より高脂血症の治療を受けている。また，不正脈を指摘されたこともある。

家族歴：母と兄とが高血圧症。

現症：身長160cm，体重67kg，体温36.0℃。呼吸数17/分。脈拍68/分，不整。血圧160/68mmHg。意識は清明で，よくしゃべるが，内容にまとまりがなく，意味不明である。「口を開けて舌を出してください」という指示に対しても全く別な行動を示す。項部硬直はない。顔，舌，四肢に麻痺を認めない。身体所見に異常は認められない。頸部血管雑音はない。心雑音はなく，呼吸音は清である。腹部には特記すべき所見はない。

検査所見：尿所見；蛋白（-），糖（-）。血液所見；赤血球520万，Hb 15.7g/dl，Ht 47.4%，白血球7,700，血小板29万。血清生化学所見；空腹時血糖97mg/dl，総蛋白7.0g/dl，アルブミン3.8g/dl，尿素窒素16mg/dl，クレアチニン1.2mg/dl。総コレステロール210mg/dl，総ビリルビン0.7mg/dl，直接ビリルビン0.2mg/dl，Na 137mEq/l，K 4.1mEq/l，Cl 100mEq/l，AST（GOT）37単位（基準40以下），ALT（GPT）45単位（基準35以下），CRP 0.2mg/dl（基準0.3以下）。胸部X線で心胸廓比64%，肺野に異常はない。心電図にて心房細動を認める。脳波では基礎律動は9Hzのアルファ波で，左側頭部に徐波を認める。来院時の頭部単純X線CT（別冊No.34）を別にしめす。

●96-C16　この症例にみられる症候はどれか。
 a　痴呆
 b　Broca失語
 c　Wernicke失語
 d　Gerstmann症候群
 e　偽性球麻痺性構音障害

●96-C17　頭部単純CTでみられる病変部位の支配血管はどれか。
 a　椎骨動脈

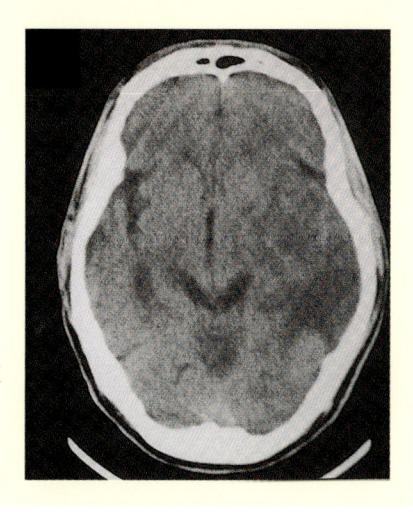

b　脳底動脈
c　前大脳動脈
d　中大脳動脈
e　後大脳動脈

●96-C18　この病態の原因はどれか。
a　脳炎
b　脳出血
c　脳血栓
d　脳塞栓
e　脳腫瘍

問題解説

●96-C16
a．痴呆の主要症状は記憶・推理障害。
b．運動性失語は話そうとするが話すことができないこと。外国語を話すときの不自然さに似ている。
c〜e．Close Up参照。

●96-C17　Close Up参照。

●96-C18
　本症では熱がなく，出血巣がなく（CT），腫瘍の描出がない。問題は血栓と塞栓であるが，血栓とは血栓がその部位で成長するものをいうらしい。このため血栓には症状の連続的な悪化や予徴，反応性の高血圧がみられる。これに対して塞栓は遠位より固体が突然飛んでくるもので，予徴がなくしばしば心臓病を合併する，と説明を受けたが，私自身納得するようなできないような。

解答
　本問題の解答はc, e, dと一般には公表されている。しかし，Werniche失語をおこす責任動脈は中大脳動脈と考えられる。したがって，
c, d, d

Close Up　前・中・後大脳動脈
　図5-5は大脳横断面を利用した前・中・後大脳動脈支配の図である。出題されたCT像と横断面の高さはやや違うが大きな血管支配の様子は変わらな

い。後大脳動脈は視覚認識の中枢を支配している。図5-7のごとくBroca失語であろうとWernicke失語，Gerstmann症候群（角回異常）であろうとこれらの中枢を支配している血管は中大脳動脈であり，本来選択肢の選択に時間のかかる問題ではない。

構音・球麻痺・仮性球麻痺（問題96-C16）

　本症例は意識が清明であり，会話の相手の話の内容が理解できないでいる。これは感覚性の失語である。話している内容はわかるが言葉が選べないとか，意識レベルが上がったり下がったりするのとは状況が異なっている。本問でGerstmann症候群とは右ききの人の左頭頂葉角回の障害で左右識別障害，失算，失書，中3本の指が区別できなくなる手指失認を特徴とする病態で失語ではない。球麻痺とは筋萎縮性側索硬化症で現われる症状で，延髄球部に発する脳神経VII, IX, Xの麻痺による筋萎縮と嚥下・構音麻痺を示す病態をいう。仮性球麻痺は上記球麻痺を起こす神経核の上位ニューロンの機能失調によって発生する嚥下・構音障害である。病巣は大脳などにある。病態としては意味はわかるがその音を作れない状態をいう。

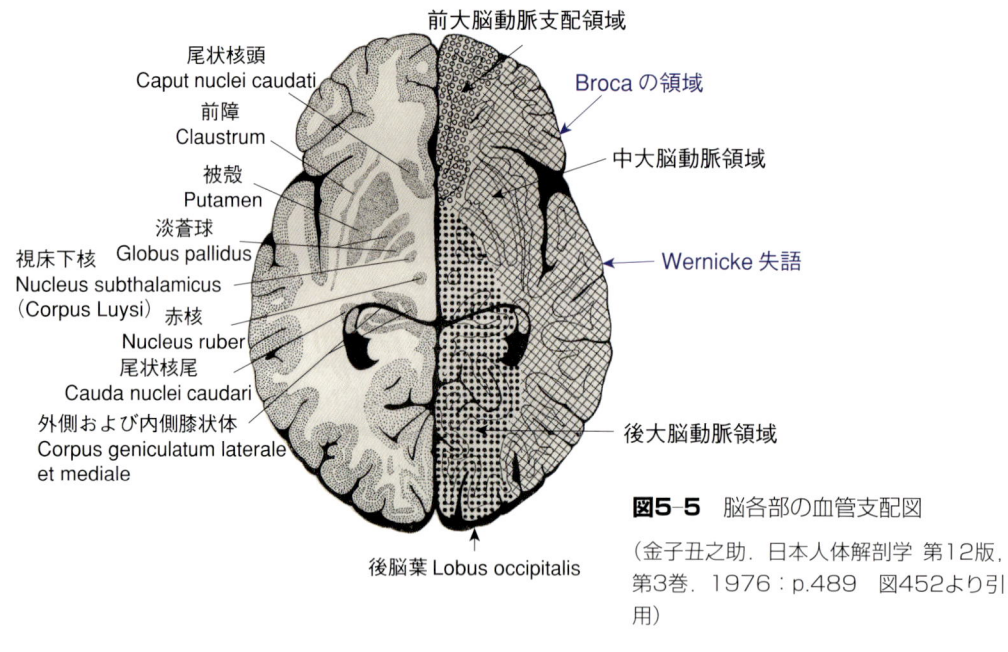

図5-5 脳各部の血管支配図

(金子丑之助. 日本人体解剖学 第12版, 第3巻. 1976:p.489 図452より引用)

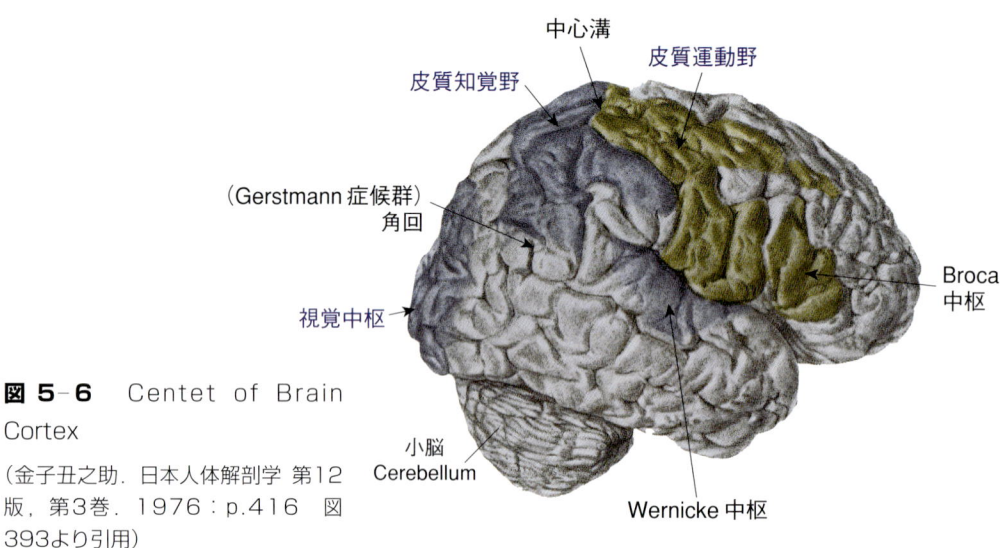

- 尾状核頭 Caput nuclei caudati
- 前障 Claustrum
- 被殻 Putamen
- 淡蒼球 Globus pallidus
- 視床下核 Nucleus subthalamicus (Corpus Luysi)
- 赤核 Nucleus ruber
- 尾状核尾 Cauda nuclei caudari
- 外側および内側膝状体 Corpus geniculatum laterale et mediale
- 後脳葉 Lobus occipitalis
- 前大脳動脈支配領域
- Brocaの領域
- 中大脳動脈領域
- Wernicke失語
- 後大脳動脈領域

図5-6 Centet of Brain Cortex

(金子丑之助. 日本人体解剖学 第12版, 第3巻. 1976:p.416 図393より引用)

- 中心溝
- 皮質知覚野
- 皮質運動野
- (Gerstmann症候群) 角回
- 視覚中枢
- 小脳 Cerebellum
- Wernicke中枢
- Broca中枢

6 外頚静脈

概説

　術後の重症患者の栄養管理のために中心静脈栄養法なる外科的手技がある。鎖骨下静脈・内頚静脈が好んでカテーテルの挿入点として選ばれる血管である。これらの血管の傍に外頚静脈が走っている。外頚静脈は頚部で輸液ラインを取ろうとする時に手元に見られる気になる血管である。一体，この血管はカテーテル挿入に使える血管なのだろうか？ まず，この血管内の血液はどのように心臓まで流れていくのだろうか？ 外頚静脈の走行には亜型が多いが通常の外頚静脈の走行は図6-1のようにして右心房に流れている。

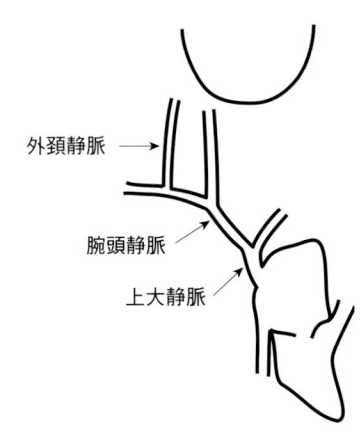

図6-1 外頚静脈から心臓への経路

　内頚静脈からカテーテルを挿入するとカテーテルは内頚静脈，腕頭静脈，上大静脈，右房の順に進行する。もし外頚静脈からカテーテルを挿入するとカテーテルは鎖骨下静脈を外側に進もうとする。しかし，上肢を挙上し頭部を反対側に向けると静脈系の牽引によってカテーテルが鎖骨下・腕頭，上大静脈に送り込まれることが期待される。もちろん汎用されている内頚静脈・鎖骨下静脈からの中心静脈カテーテル穿刺に習熟することには及ばないが，外頚静脈は意外に役に立つと期待される（図6-2）。

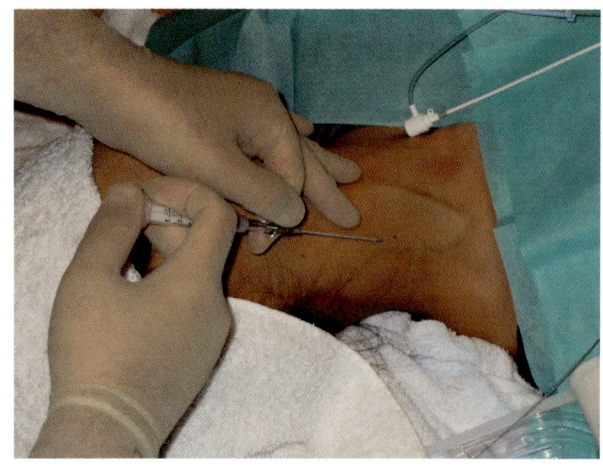

図6-2 外頸静脈に点滴を入れようとしている図

　末梢の血管が虚脱していることがある。中心静脈への点滴路の確保を試みてもすべての症例で容易に確保できるとは限らない。このような時にふとみると明らかな外頸静脈の存在を観察することがある。さて外頸静脈はどのように心臓に流れてゆき，どのような治療に対応できる血管なのだろうか？　外頸静脈から投与された薬物は比較的早く心臓に到達する。心蘇生などの薬物を投与するにも適している。外頸静脈の鎖骨下静脈への接合の様子によっては一時的なカテーテルの留置も可能である。

　次に外頸静脈か内頸静脈か区別のつかない問題を国家試験問題集の中に発見した。ここでいう頸静脈はどちらなのか。

関連問題 ❶　　　　　　　　　　　　　　　96回-G31

正しいのはどれか。
(1) 下肢の血圧は常に上肢より低い。
(2) 呼気相では頸静脈は怒張する。
(3) 坐位では頸静脈は虚脱する。
(4) 左房は心臓の後面にある。
(5) 肺動脈弁は大動脈弁より前方にある。

a(1),(2)　b(1),(5)　c(2),(3)　d(3),(4)　e(4),(5)

CloseUp　頸静脈

　どうもここで記載されている頸静脈は内頸静脈のことをいっているのだと思う。内頸静脈は頸部に腫瘍でもなければ虚脱することなく常時流れている（静脈圧0～10cm H_2O）。それでも内・外頸静脈，鎖骨下静脈を穿刺する時は，これらの血管を穿刺しやすいように頭部を下げ血液を頭側に集めて血管を充満させる。内頸静脈は水平や坐位でもかなり流れている。流れていなければ頭部の酸素・栄養運搬を維持できない。一方で，外頸静脈は流れている

時と流れていないで虚脱している時がある。出血して術中に輸液ラインを必要としている時には，外頸静脈圧は水平位でもマイナスになっていることがある。

問題解説

(1) 麻酔医は次の事柄を知っている「下肢の血圧は常に上肢より高い」。血液は血流が早い程，側面への圧力は弱く（流体の圧力に関する基本法則），血流速度の速い上肢血管で測定される血圧は血流の遅い下肢の血圧より低い。
(2) 内頸静脈は上・下静脈に類似して呼気相の方が圧が高い。
(3) 内頸静脈は常に流れているということである。

頸静脈という表現は気になる表現だが，私は迷走神経の章に「舌の感覚」という選択肢があったことを思い出した。「舌の感覚」という選択肢と同様に「頸静脈」といった曖昧な用語は出題者が問題のすき間を埋めるために作った用語ではないかと感じられる。そして正答ではないと思われる。
(4) 本年欧州臨床解剖学会（Graz. Austria）で発表された心臓各部の位置に関する問題を関連記事として記載する。

Common misrepresentations of the heart and coronary vessels.

Students and clinicians experience puzzlement in coming terms with the true anatomy of the heart and coronary arteries. Their learning task is made difficult by three unhelpful aspects of standard teaching and nomencclature. (1) The orientation of the heart is commonly misrepresented to make it appear that the atria lie above the ventricles, when in reality thy lie behind. (Univ Luisville 発表)

彼等の強調したのは心臓は通常教書に記載されるような格好のものではないということである。彼らは心房は心室の上にあるというのは大変な誤認であるといっている。もっとも大きな誤認は左房の位置で，左房は心臓の最も後面に位置しているといっている。

われわれが別の研究で撮影した心基部の横断面像（図6-3，6-4）があるので紹介する。以上，肺動脈弁は大動脈弁よりも前方にある。

本国家試験の問題をみているとなんとなく外頸静脈はないがしろにされているような気がする。初めから，その存在すら認識されていないような気がする。研究が完成されていないことを逆手に取ってどっちでもないという設問を作ったようだ。外頸静脈は役に立つ血管だと思う。

解　答　e

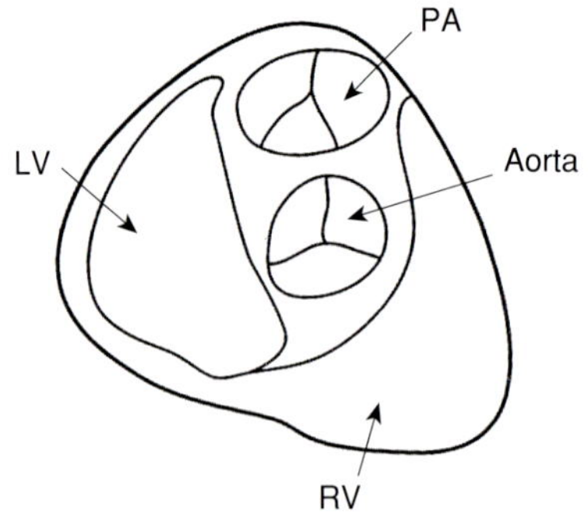

図6-3

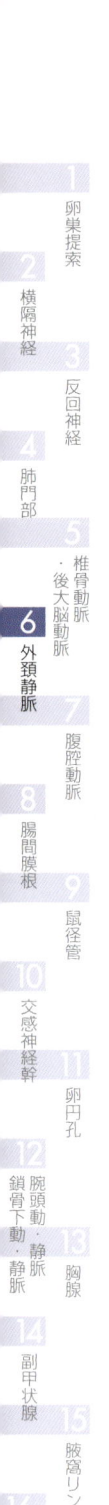

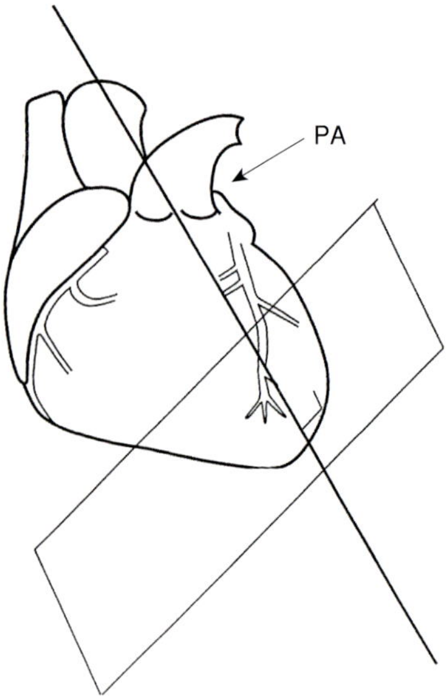

図6-4

図6-3, 6-4 心基部における左室，右室，肺動脈，大動脈の位置関係。肺動脈の壁は薄く柔らかく心臓の前面にやや突出した形で存在する。大動脈起始部は心基部横断面で心臓の中央に位置している。

大血管の配置についてさらに追加問題が見つけられたので取り上げておく。

追加問題 ❶　　　　　　　　　　　　　　　　　　　96回-B13

胸部の位置関係で正しいのはどれか。
a. 大動脈弁は肺動脈弁の左前方にある。
b. 上行大動脈は右肺動脈の後方にある。
c. 右心室は左心室の右後方にある。
d. 右心房は左心房の後方にある。
e. 上大静脈は右肺動脈の前方にある。

CloseUp!　上大静脈と右肺動脈（設問e）

　上大静脈と右肺動脈の比較は血管の連絡の点でいえば遠い関係の血管の比較であり，覚えていない人もいると思われる。上行大動脈，右肺動脈，上大静脈の位置関係についてわれわれは以前別の目的の研究で撮影したヒト生体の超音波断層写真を呈示できる（図6-5, 6-6）。図6-5bは右肺動脈と上大静脈の位置関係を示している（この撮影位置・角度は通常行われるものでな

い）。

　本超音波像は静止画像で生体の呼吸運動や拍動等の連続的変化がみられないので理解しにくい画像になってしまっており，イラストを参照してもらいたい。本研究用機器は古い超音波装置なので解像度もよくない。しかし本像は上大静脈が右肺動脈の前方にあることを描出している。

問題解説

a．図6-3，6-4に示したごとく，肺動脈弁は大動脈弁の前方にある。
b．4章肺門部（p.23）参照。
c．図6-3のごとく，右心室は左心室の右にはあるが，その位置は後方ではない。
d．関連問題1で説明したように，左心房が心臓の中で最も後方に位置している。

解　答

e

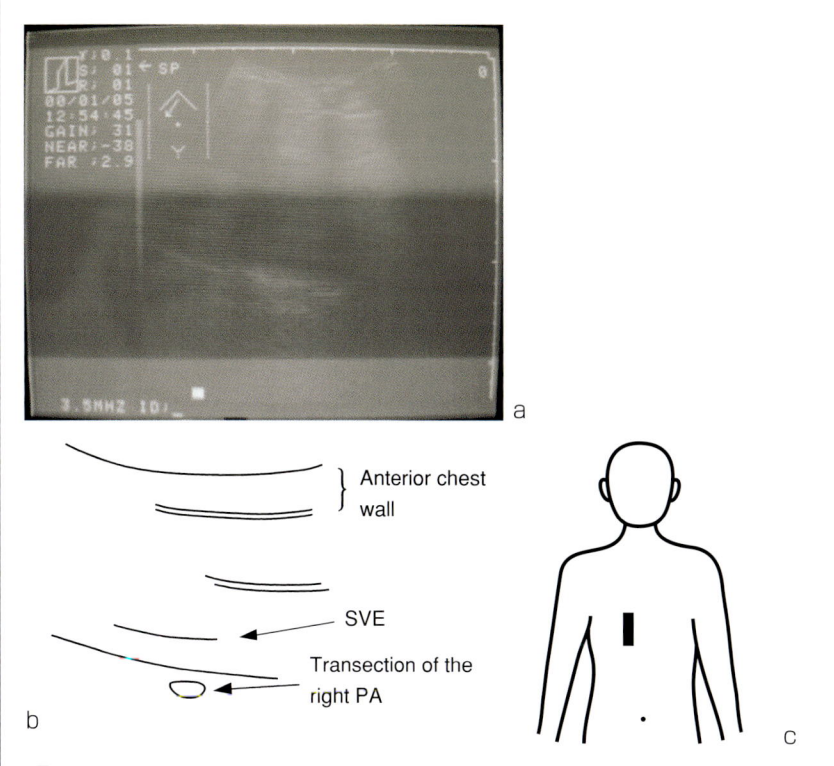

図6-5
　a，b　胸部では通常使用しないBモードでの超音波撮影。胸壁を通かした超音波は右中縦隔で上大静脈に当たる。上大静脈の後ろに横断する右肺動脈が観察できる。
　c　超音波センサーを胸骨右縁第三肋間に置いて撮影。

付記

　本超音波断層装置を利用して胸腔内で大動脈や肺動脈がどのように前胸壁からの距離を変えて行くかを検討したことがあるのでその画像を参考として呈示しておく（図6-5，6-6）。肺動脈幹部は心臓前面に始まりどんどん背側に転向してゆく。右肺動脈は中縦隔に位置している。右肺動脈は肺門部で前から後ろにVABとならんでいるが，この配列は上大静脈や大行動脈よりも後方に位置している。ゆえに，上行大動脈は右肺動脈の前方にある。

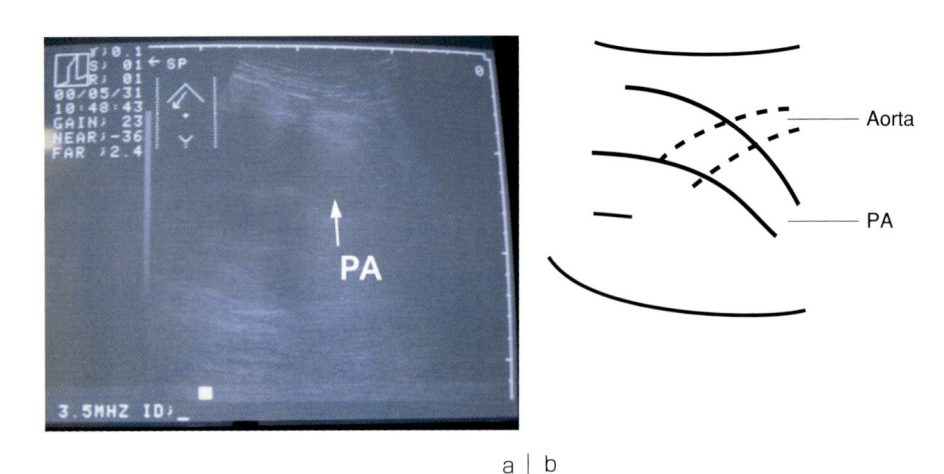

a | b

図6-6
　図のイラストを参照いただきたい。肺動脈本幹は心臓前面から発するにも拘わらず著しく後方に旋回し，中縦隔にいたり右・左肺動脈へと分枝する。一方で大動脈は左室を出たのち中縦隔前部を上行し，旋回して後縦隔に至る。

7 腹腔動脈

概説

　腹腔動脈は上腹部の主要な内臓を栄養する血管である。上腹部の各部臓器を手術する場合など各臓器の栄養血管の源は理解しておく必要がある。腹腔動脈は第12胸椎の高さにあり長さ1～2cmで左胃動脈，総肝動脈，脾動脈に分かれる。総肝動脈はさらに大きく3枝に分かれて右胃動脈，固有肝動脈，胃十二指腸動脈となる。胃十二指腸動脈により十二指腸下行部まで栄養している。しかし血流を受ける十二指腸からみると胃十二指腸動脈は上腸間膜動脈の枝，下膵十二指腸動脈と吻合しており，十二指腸は腹腔動脈と上腸間膜動脈の両方の支配になっている（図7-1）。上腹部の臓器は常に腹腔動脈からの血流供給をうけている。これらの臓器の中でもっとも血流途絶に敏感な臓器は肝臓で15～30分程度の血流途絶で不可逆性の変化に入る。肝臓の手術操作がこれ以上長引く時は血流を途絶している血管鉗子を開けたり閉じたりしながら臓器に最小のダメージで済むように配慮して手術を継続する。

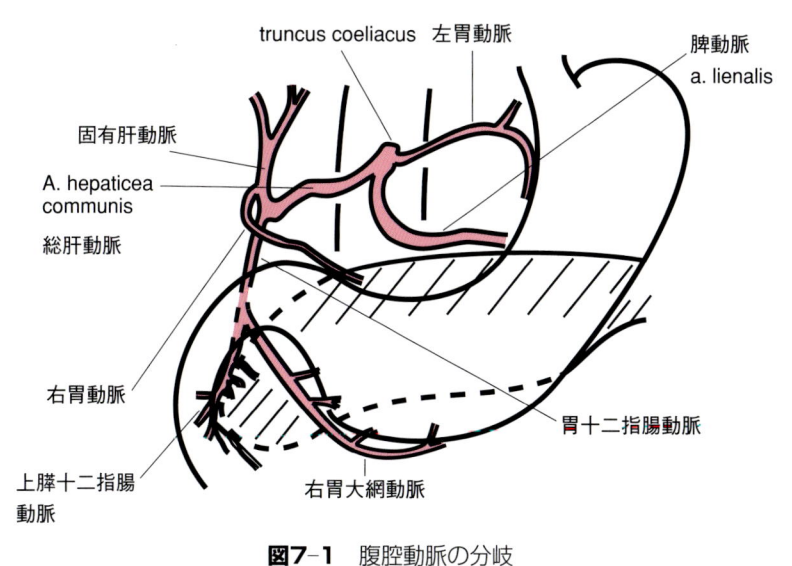

図7-1 腹腔動脈の分岐

国家試験問題，腹部X線検査の中に腹腔動脈造影があったので次に取り上げてみた。

関連問題 ❶（要・再考） 96回-E29

黄疸患者にまず行うべき画像検査はどれか。
a　腹部超音波検査
b　経静脈性胆道造影
c　内視鏡的逆行性胆管膵造影(ERCP)
d　腹腔動脈造影
e　肝シンチグラフィー

問題解説

a．本問題は実は細かい解剖学的内容や検査の手順の詳細は問われていない。実際にどの順で検査が進むかについては侵襲のない検査から始めるということになる。体のどこが造影でそれるかは本問には関係ない。基本的に侵襲のない検査を始めに行う。

b．経静脈性胆道造影はすでにほとんど使われていない検査手技になっている。US（超音波検査），CT,MRIによって検査の目的が置き換わってしまったためである。以前は行われていた検査だが施行制限も多く，例えば黄疸時には施行できない（核黄疸を誘発する）。もう数年来施行されていない施設も多い。

c．ERCPは検査でありながら同時に治療的性格をもっている。閉塞性黄疸での検査で閉塞部を拡張すると検査によって胆道が減圧される。しかし始めに状態を検索するために行う検査ではない。手術前には胆管・膵管の状態を検索する目的で施行される。

d．腹腔動脈造影は周辺にさまざまな重要臓器が複数あり，悪性腫瘍に対する手術が施行される時には術前のマッピング（血管侵潤の有無，腫瘍の領域の検索）としてしばしば行われる。腹腔動脈造影は腫瘍が血管に富む場合には異常血管が描出されて診断に役立つが，病態が血管に関係ない場合には判断できないほか，検査が侵襲的で時間が掛かり，しかも血管造影は腹腔の血管を選択的に造影してゆくため，疾病のスクリーニングには不向きである。

e．肝シンチグラフィーについては黄疸の検索をしたいのなら肝・胆道シンチグラフィーと記載するべきである（このような曖昧な記載はいかにも正答でないことを伺わせる）。肝シンチは胆道排泄に関する肝細胞の機能検査といった性格を持っている。肝シンチは黄疸を来す代謝性疾患の鑑別に使われるほか，術後の胆汁排泄の機能評価に使われることがある。通常の肝シンチ

は肝腫瘍がクッパー細胞に関係しているかという鑑別に使われる。以上，肝シンチは黄疸患者の初期検索とはまったく性質の異なった検査である。

解答 a

関連問題 ❷ 94回-A52

疾患と検査の組み合わせで適切なのはどれか。
a 胆嚢結石症・・・・・・経皮経肝胆道造影（PTC）
b 胃潰瘍穿孔・・・・・・上部消化管造影
c 早期胃癌・・・・・・・選択的腹腔動脈造影
d 肝硬変・・・・・・・・上部消化管内視鏡検査
e 急性膵炎・・・・・・・内視鏡的逆行性胆管膵造影（ERCP）

問題解説
a．胆道における結石は通常US，CTで診断される。もし胆管結石で閉塞性になっていればPTCを施行することも考えられる。経静脈性胆道造影は描出が悪く，US，CTの方が有用である。
b．穿孔している胃に造影剤を流すと腹腔内にもれる。
c．選択的腹腔動脈造影は前記のように術前のマッピングとしてしばしば行われる。しかし，周知のようにこの検査で早期胃癌の診断はできない。
d．教科書的に静脈瘤の評価が必要ということで，解答はdとなる。選択肢にほかに適当なものがみあたらないといったところで，これが正しい。肝硬変の診断には内視鏡検査は必須ではないのだが，現実には必ず施行される。内視鏡により肝硬変そのものが見つかるほか，肝硬変の程度が調べられる。
e．急性膵炎の画像検査はUS，CT，特にCTで行われる。炎症をおこしている膵管に薬物を打ち込むのは控えるべきである。

解答 d

8 腸間膜根

概説

　心臓・肺・腸管はいずれも体壁から体腔内に伸び出したものだと言えば学生諸君は良く知っている。となれば，これらの臓器には体壁から体腔に伸び出した続きが残っている筈である。心臓には本来，心膜の前・後ろへの続きである前心間膜・後心間膜があったが，これらは直ぐに消失し心臓を筒状に覆う心膜となる。心臓は心膜に被われたまま頚部から胸腔内に降下し，心尖部は自由で心基部に体壁との繋がりを残している。肺は食道の前壁が胸腔に伸び出したもので食道前壁を覆っていた胸膜を被って胸腔内で成長している。このため肺の表面には光沢のある薄い膜が観察される。心膜は胸腔・腹腔とは別個の心膜腔で形成されるが，胸膜（肋膜）は本来腹膜と同じもので原始体腔を内面から覆っていた。後に横隔膜がこれを2分し，胸腔と腹腔が出来た。胸膜と腹膜の接続部分は最終的に背側にしぼり込まれ結合組織となる。内側・外側弓状靱帯としてその連続性を留めている。

　筆者はこの靱帯にそって局所麻酔薬が腹腔と胸腔の間を行き来することを研究してきた[1〜4]。

　手術室で，腹部が開腹されると腹腔内には腸管と腸間膜がつまっている。外科手術の中で腸管全体を取ってしまう術式は小児の特殊な手術以外にはないので大腸・小腸がどのように腹腔の体壁に付いているかを術中に確認することは難しい。腹腔内で腸管が体壁背側から前方に伸び出してきた跡が腸間膜の大元として腸間膜根として残っている。図8-1は腸間膜根の図である。本図では十二指腸以下の腸管が切除・除去してある。緑矢印が腸間膜根付着部である。腸間膜根付着部は腹部大動脈の周囲にみられる。上部腸管では胃の腸間膜（後胃間膜）が本来横隔膜食道列孔に始まり腹腔動脈付近の大動脈前面に移っているはずだが成人では膵臓が密に体幹後壁についており膵臓と横行結腸の間の部分が横行結腸間膜と融合する結果，横行結腸から起こっているように見える。

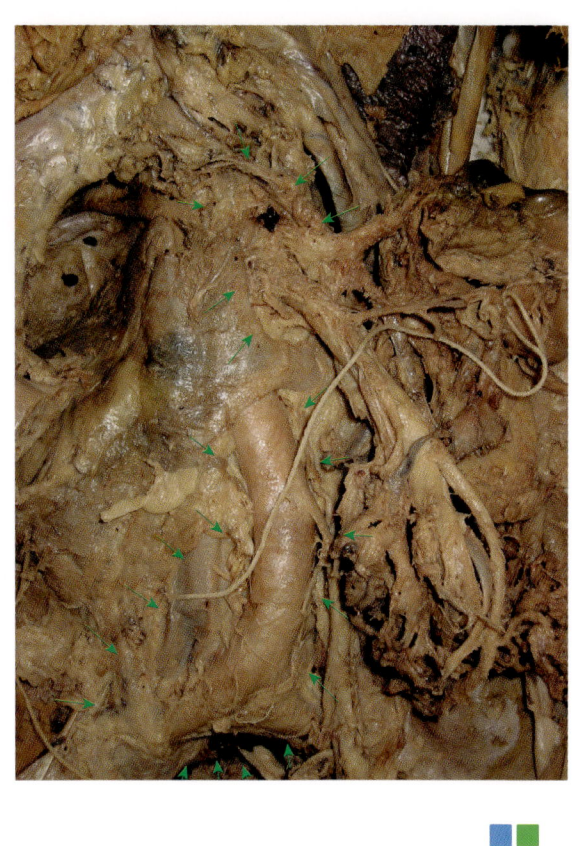

図8-1 腸間膜の後腹膜への付着部を緑色の矢印で示す。腸管・腸間膜を取り外してしまうと腸間膜根は大動脈周囲に有ることがわかる。この剥離面は後腹壁をやや左上から右下に傾いて走行している。

文　献

1) Saito T, Gallagher ET, Cutler S, et al. Extended Unilateral Analgesia. Reg Anesth 1996 ; 21 : 304–307.

2) Saito T, Den S, Cheema SPS, et al. A single-injection, multi-segmental paravertebral block–extension of somatosensory and sympathetic block in volunteers. Acta Anaesthesiol Scand 2001 ; 45 : 30–33.

3) Saito T, Den S, Tanuma K, et al. Anatomical bases for paravertebral anesthetic block: fluid communication between the thoracic and lumbar paravertebral regions. Surg Radiol Anat 1999 ; 21 : 359–363.

4) Saito T, Tanuma K, Den S, et al. Pathway of anesthetic from the thoracic paravertebral region to the celiac ganglion. Clinical Anatomy 2002 ; 15 : 340–344.

9 鼠径管

概説

　鼠径管は鼠径靱帯内側の直上で腹壁の下部を上後外側から下前内側に向かって斜めに貫く長さ4〜5cmの管である。鼠径管はその中を男では精索が，女では子宮円索が通っている。男性の鼠径靱帯は生殖機能に関係し立派な精索が，通っているが女性の鼠径管は中に細い靱帯（子宮円索）が通っているにすぎない。臨床的に鼠径ヘルニアが問題にならなかったり，大陰唇・陰嚢の知覚を支配している腸骨鼠径神経（n. ilioinguinalis）の鼠径枝ならびに同様の部位を支配する陰部大腿神経（n. genitofemoralis）の陰部枝が鼠径管の中を通っていなければ，女性の鼠径管は靱帯が通っている前腹壁の一部といった程度のものである。鼠径管の前壁は外腹斜筋，後壁は腹横筋，上壁は内腹斜筋，下壁は鼠径靱帯とその上に挟まっている内腹斜筋である。

　図9-1は鼠径管付近の腹壁を腹膜側から観察したときの図である。内（側）鼠径輪（浅鼠径輪）に相当する位置に腹腔側から観察するところの内側鼠径窩がある。外（側）鼠径輪（深鼠径輪）は腹膜下の結合組織内にあり，腹腔側からこの部分を観察する時には腹膜に覆われた外鼠径窩がある。内側鼠径窩の内側には内腹斜筋の腱でできている鼠径鎌による盛り上がりがみられる。これが内側鼠径窩の内側の壁である。内側鼠径窩の

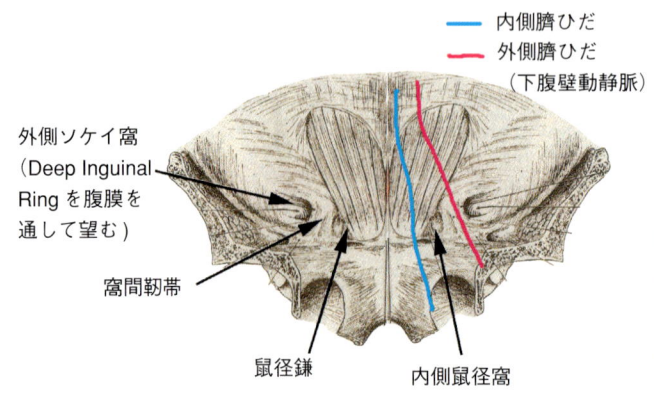

図9-1　鼠径管を含む前腹壁の内面図

（金子丑之助．日本人体解剖学 第12版，第1巻．1976：p.410　図350より改変引用）

外側の境界はそれぞれ，窩間靱帯によってできている。鼠径鎌は内腹斜筋の腱であり，窩間靱帯は腹膜の裏打で体壁に結合している結合組織の横筋筋膜の肥厚である。

関連問題 ❶

96回-E29

小児の鼠径ヘルニアの腸管嵌頓を疑った場合，まず行うべきことはどれか。
a　浣腸
b　鼠径部超音波検査
c　上部消化管造影
d　注腸造影
e　鼠径部穿刺

Close Up！　鼠径ヘルニア（設問b）

　鼠径ヘルニアとは腸が内側鼠径輪・外側鼠径輪を通って腹壁外に脱出するものである。大人ではヘルニア門から指を挿入し腸を腹腔内に戻しながら下腹壁動脈を触れるとき，動脈が外側に触れるか内側に触れるかで内（側）鼠径ヘルニアか外（側）鼠径ヘルニアかを決定する（図9-1参照）。大人では鼠径部の痛み，違和感，腫大で来院する。小児におけるヘルニアも咳をした時に腸が鼠径管にそって腹壁を通して出てくることが多いが痛みを訴えず，機嫌が悪いという程度のことも多い。小児のヘルニアでは停留睾丸，精巣捻転，精巣上体炎が鑑別となる。これにはUS（超音波診断法）が診断に役に立つ。

　左深鼠径輪（外側鼠径輪）と浅鼠径輪（内側鼠径輪・内鼠径輪）の鼠径靱帯上での位置関係を示す。内側鼠径ヘルニアは鼠径管の存在に関係なく管の出口として薄くなっている腹壁を貫いて腹腔内容（腸管）が進出・嵌頓するものである。外鼠径ヘルニアは進出する腸管が外鼠径輪・鼠径管・内鼠径輪の順に通過する（ただし，こんなに完成していることは少ない）。

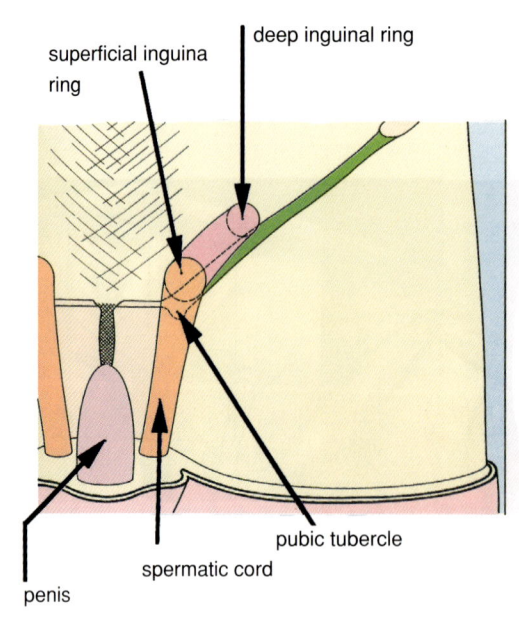

図9-2 鼠径管と鼠径ヘルニア

(Human anatomy, 3rd ed. Gosling, Harris, Humpberson, Whitmore, Willan. Mosby-Wolfe. 1999：p4-11, Fig4-17.より引用)

問題解説

a．（高圧）浣腸は腸重積初期（腸のダメージの軽い時期）の治療として行われる。しかし鼠径ヘルニアとは関係ない。

c．上部消化管造影も鼠径部のヘルニアには無関係。

d．注腸造影は虚血となった腸管には危険である。これも腸重責の初期には独特の所見が得られ行われる。しかし鼠径ヘルニアには無関係。

e．鼠径部穿刺は足のメラノーマが好んで転移する鼠径リンパ節が腫大したときに行うものである。

解答 b

10 交感神経幹

概説

　交感神経幹は多数の神経節とそれを連絡する神経線維によって成り立っている。交感神経幹は上は上顎神経とともに眼窩に入って涙腺を支配する涙腺神経から，下は直腸・膀胱・前立線を支配する仙骨交感・副交感神経叢までを支配している。尾側では両交感神経幹は左右が合流し一つの神経節をつくって ganglion impar と呼ばれる肛門周囲の痛覚等に関係している。交感神経幹はこの部分で左右の連絡がしきりに行われているが第5腰椎以上では左右の連絡はみられない。

　交感神経系の機能は単純な構成になっているといわれている。ある動作や機能に応じて神経細胞が生じ，必要に応じてその数が増え神経節を形成しているといった具合であるということである。交感神経系の構築は無脊椎動物の神経系とよく似ていて，一つの神経が特定の筋肉の収縮を管理しているといった構成になっている。交感神経系では大きな神経節以外の場所にも小さな神経節が多数存在し神経連絡を作っている。神経線維は脊髄を出た後，交感神経幹を数体節上行または下行して末梢に向かう。

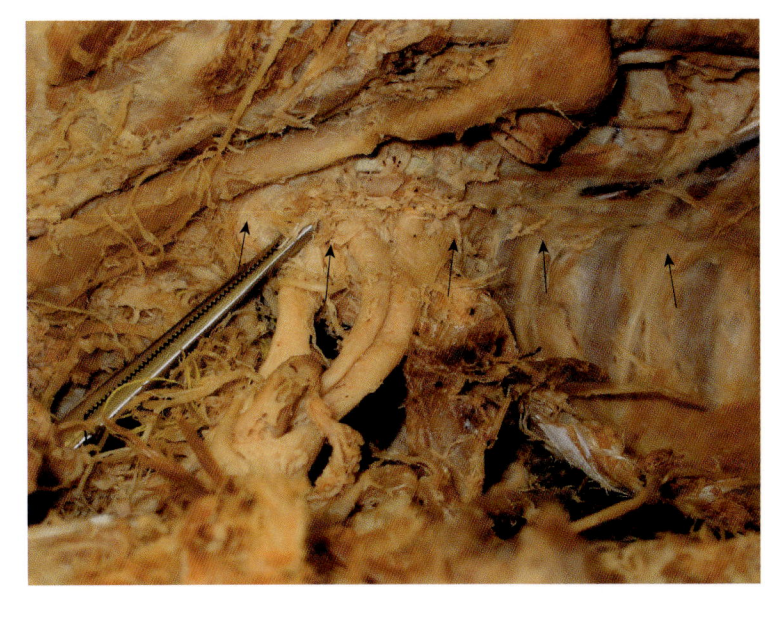

図10-1　上胸部交感神経幹の走行。第1胸神経節と下神経節は合流し星状神経節をつくる。第2～3矢印間（典型的な形を示していない）。

以前，麻酔科医として業務していた著者の経験では交感神経の働きは解明が十分でない。今後より一層の研究が期待される。

関連問題 ❶

94回-E21

51歳の男性。3カ月前から左頸部と左肩との疼痛を覚えるようになり，次第に増強してきた。最近になり左顔面の発汗が右側より低下しているのに気付いた。胸部X線写真を別に示す。この患者でみられる眼所見はどれか。

(1) 眼球突出
(2) 眼瞼裂狭小
(3) 縮瞳
(4) 複視
(5) 眼振

a (1), (2)
b (1), (5)
c (2), (3)
d (3), (4)
e (4), (5)

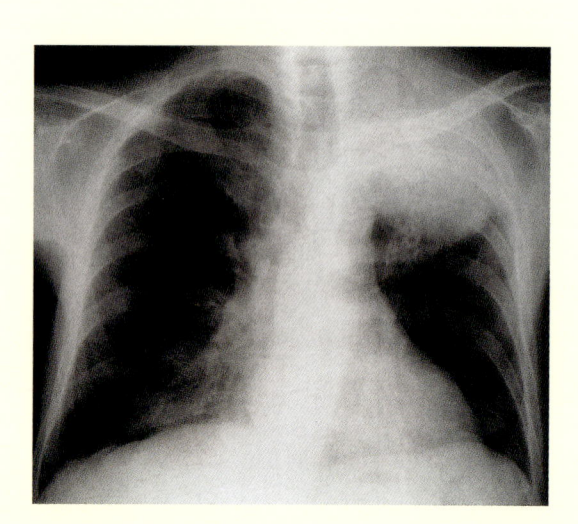

Close Up　Pancoast 腫瘍を主とした肺癌によっておこる眼瞼狭少について（設問2）

　左上胸部で交感神経幹をブロックした肺腫瘍による交感神経の機能異常にか関する題である。上胸部交感神経幹は図10-1のような構造になっている。

　本症例は左上肺野に位置する肺癌（pancoast 腫瘍）によって交感神経幹が機能脱落をおこしたHorner症候群である。交感神経の脱落症状は同側の眼の縮瞳，眼瞼裂狭小，眼球陥凹（以上主要症状），同側顔面の発汗障害，皮膚温上昇である。Horner症候群は上肺野肺癌以外に縦隔腫瘍，炎症，ブロックでも交感神経の機能障害がおこれば発生する。

　Horner症候群における眼球陥没は眼球のレンズの曲率を調節する輪状線維（Müller筋）の麻痺により角膜が陥没しておこる。また眼瞼が反対側より角膜を覆うため眼瞼の狭小化が見られる。

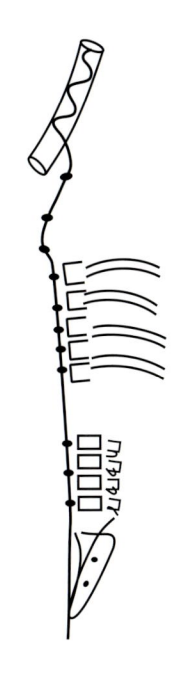

図10-2 交感神経幹の概要
頭蓋内では内頸動脈の回りに神経叢を作る（眼動脈にも沿う）。
頸部では頭長筋の前を走り上中下・3神経節をつくる。
胸部では各分節ごとに神経節がある。
腰部では腰椎の両側を走る。神経節は3～4個。
仙骨部では前仙骨孔の内側を走り、仙骨尖付近で左右合流する。

問題解説

(1) 眼球突出は通常Basedow病によるものである。この機序は上記のMüller筋の充血によるもの（これは程度は小さい）と眼球全体の浮腫によっている。
(3) 縮瞳は瞳孔散大交感神経の病変による。散瞳は視床瞳孔中枢から脊髄毛様中枢に伝達し第1胸神経から下頸神経節の下で交感神経幹に入り毛様態神経節を通って眼球に至る。
(4) 複視は神経性・筋性の両方がある。神経麻痺，重症筋無力症などの筋性，Basedow病などの浮腫によるもの等，原因はさまざまである。
(5) 眼振は眼球の律動的な振動性の攣縮である。三半規管・前庭神経・延髄・脳橋・中脳・小脳の病変によって発生する。

解答 c

付記

　Horner症候群には眼症状のほかに発汗障害と顔面の皮膚温上昇がある。顔面皮膚の発汗は視床からの刺激が第1胸神経を経て交感神経幹を上行する。この神経は顔面の汗腺の分泌を刺激するほか腺周囲の筋を収縮させる。交感神経系の刺激は皮膚の血流を筋・内臓にふりわける。ゆえに交感神経幹の刺激で顔面皮膚の血流は減少する。Horner症候群ではこれらの調節がブロックされる。

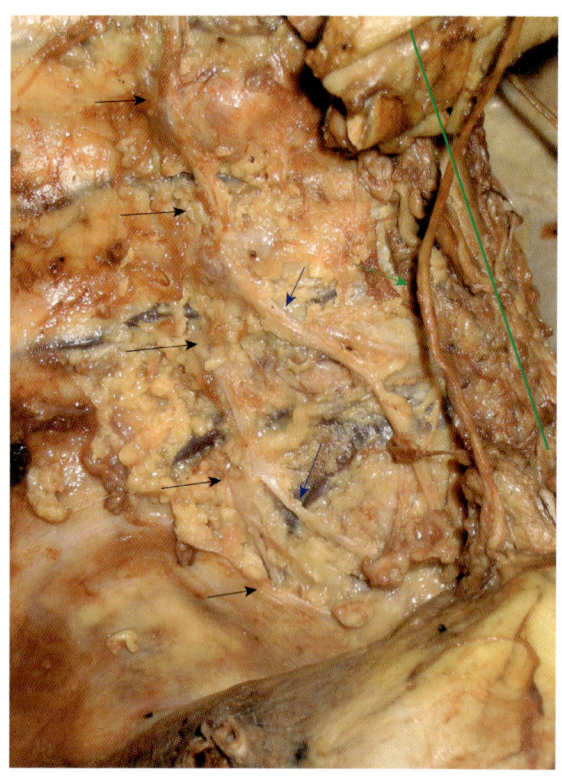

図10-3 下部胸椎位交感神経幹から右大小内臓神経が発するところを示す（青矢印）。黒矢印は右交感神経幹。緑矢印は右横隔神経が横隔膜に付着するところを示す。緑線は正中線。

　以前著者は麻酔中に，手術が特別な操作でもないのに不整脈や虚血症状が出る症例を観察した。一体，自律神経というのはどうなっているんだと今でも気に掛かっている。
　図10-3は下部胸部交感神経幹から大・小内臓神経が出ているところである。これらの神経は腹腔内手術中，内蔵痛といった刺激を上位に送っている。
　大小内臓神経は下部胸椎位7対と第1腰椎位の脊髄から発している。これら大小内臓神経の大部分は交感神経幹に属する神経節ではシナプスを作らずに腹腔神経節でシナプスを作る交感神経節前線維（遠心性線維）と，これとは別に，腹腔神経節ではシナプスを作らずに通過する内臓知覚（内臓の痛み・圧覚・触覚・温覚）を司る求心性線維によってできている。遠心性線維は肝・膵・腎・腸の分泌抑制・副腎の分泌亢進に関与している。

11 卵円孔（心臓の構造）

概説

ヒトの心臓の形成は複雑な過程の結果である。動物種によってもその構造が異なるという事実も心臓の形成が容易でないことを示している。ヒトの心音の聴診時にも心音はヒトさまざまであり，異なっている。心機能の異常はヒトの死に繋がる事柄であり，心保護の研究は医学の発展のために終わりのない研究のように思われる。図11-1はヒト胎児受精32日目の心臓の内腔の図である。胎児では血流は右房→左房→左室→右室→後の動脈幹（大動脈と肺動脈の元となるもの）の順に流れていることが分かる（右房と左房の間の連絡が卵円孔）。この後，動脈幹は縦に分かれて大動脈と肺動脈に分かれる。

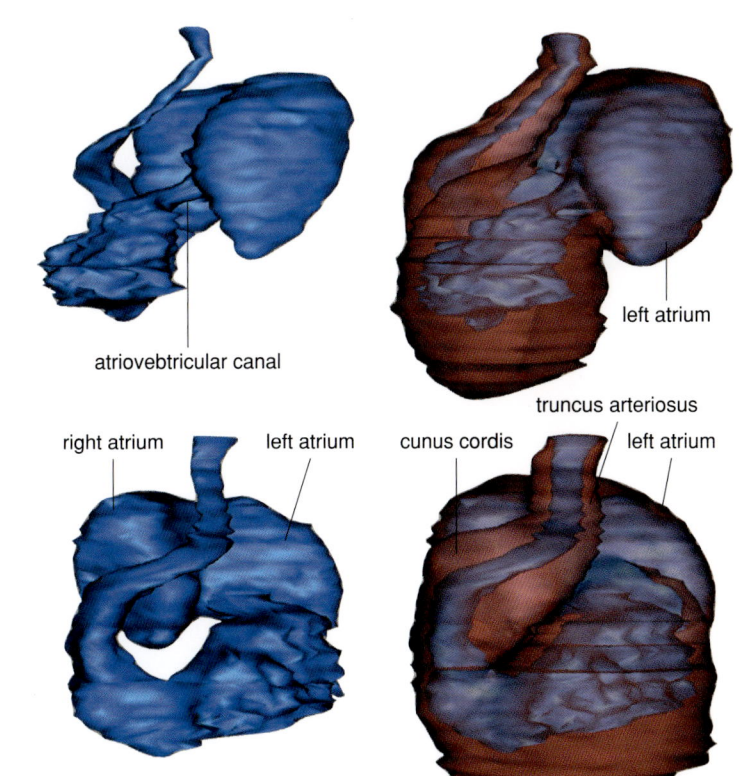

atriovebtricular canal

left atrium

right atrium　left atrium

truncus arteriosus

cunus cordis　left atrium

図11-1 ヒト胎児受精32日目の心臓の構造

また，右房と右室の間に連絡ができて肺循環が形作られる。

　胎児初期には卵円孔と心室中隔欠損は必須の構造であった。この卵円孔が容易に閉じないのも当然のことのように思われる。

関連問題 ❶

95回-D18

　3歳の男児。3歳児検診にて初めて心雑音を指摘された。これまで風邪をひきやすく年5〜6回咽頭炎の診断で治療をうけている。胸骨左縁第2肋間でLevine 2/6雑音。II音の固定性分裂を聴取する。身長95cm，体重12kg。脈拍96/分。その他に特記すべき所見はない。胸部X線と心電図を示す。

　この患児の疾患として考えられるのはどれか。

a　心房中隔欠損症
b　心室中隔欠損症
c　肺動脈弁狭窄症
d　動脈管開存症
e　大動脈狭窄症

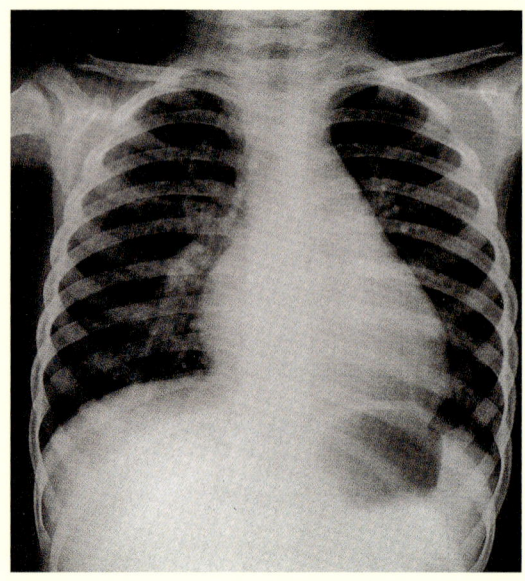

A　胸部写真

B　心電図

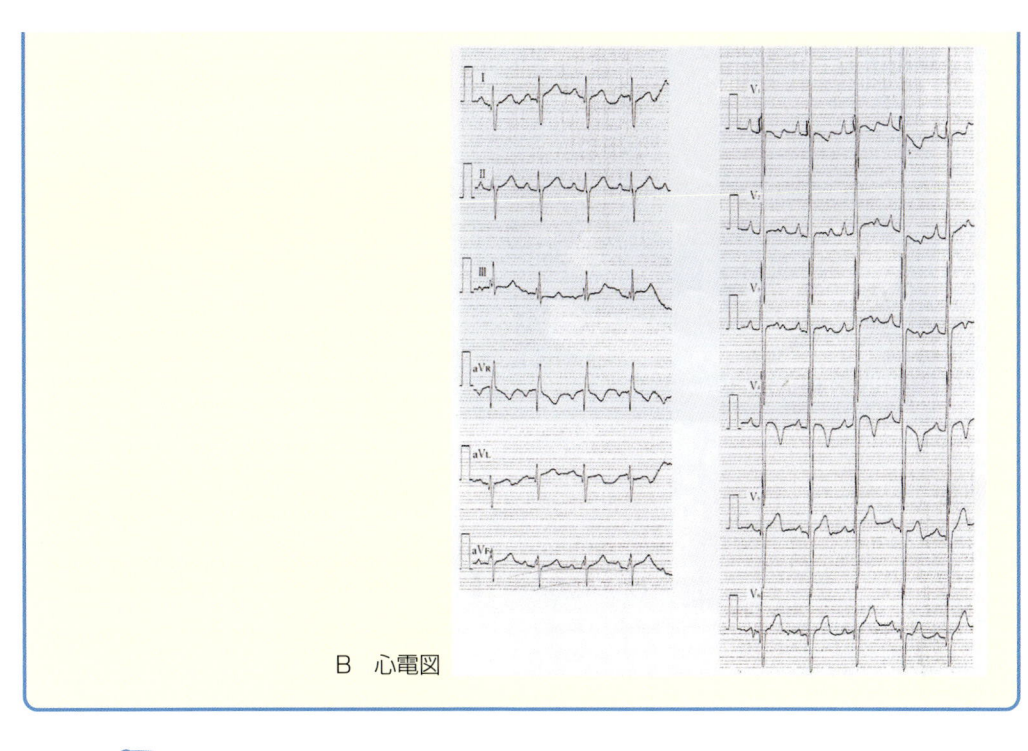

> **CloseUp** 　**心房中隔欠損症（卵円孔開存）：設問a**
> 　心房中隔欠損症（卵円孔開存）ではII音の固定性分裂（fixed splitting＝呼吸に関係なくII音が同じintervalで分裂しているのも），心電図における右軸偏位と不完全右脚ブロックという特徴的所見がみられる（心電図第II誘導でQ＋R＋S＝負，V1でrs R'型。一般に本性の症状は軽い（もともと卵円孔は発生学的にも存在しなければならない孔だったためか？）。ちなみにII音の固定性分裂は心房中隔欠損症，心内膜床欠損症，部分肺静脈還流異常症で聴取されるとのことである。この中で最も頻度の高いのは心房中隔欠損症であり小学校の健康診断などでまれに発見する。図11-2に卵円孔の閉じた卵円窩を示す。

問題解説　b．心室中隔欠損は，右室と左室を隔絶している心室中隔の3つの構成部分，筋性中隔，膜性中隔，円錐部中隔のいずれかの部分の欠損で，通常は生理的に穴の開いていた膜性中隔の欠損によって生じる。血流は通常血圧の高い左室から右室に収縮時に逆流し，収縮期雑音を呈する。
c．肺動脈弁狭窄症は，肺動脈狭窄症の一部をなすものである。肺動脈狭窄症は，肺動脈弁狭窄症と漏斗部狭窄症に分けられる。肺動脈狭窄症は通常先天性で，身体検査等で易疲労感によって発見される。全身の血液の流れは僧帽弁，左心室・大動脈弁で作られており，右心系の関与は少ないためである。

収縮期雑音を呈する。

d. 動脈管開存（開存していなければ動脈管索。3章p.13，関連問題①95回-I14の解説参照）は開いたままのシャントなので，常時血圧の高い大動脈から肺動脈に血流が起こり連続性雑音と呼ばれる（連続性雑音の音は一定ではなく大きくなったり小さくなったりする）。

e. 大動脈狭窄は通常，大動脈弁狭窄を示す。ほかに先天性の大動脈弁付近の狭窄がある。このほかに大動脈縮窄というボタロー管付近の狭窄があるが別の病気である。狭窄により心拍出量が低下するので，息切れ，体動時失神，狭心症を起こす。第2肋間胸骨左縁に収縮期雑音を呈する。

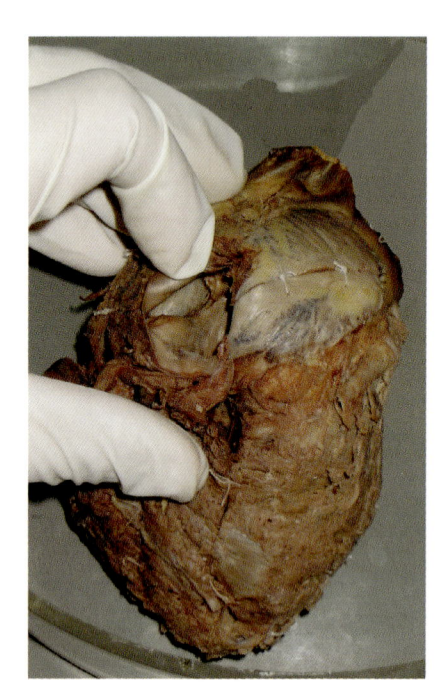

解答　a

図11-2 右房上大静脈流入路から観察した卵円窩（閉鎖した卵円孔）の写真
　卵円窩をできるだけよく観察するため心臓の後面から観察するような角度での撮影となっている。卵円窩は上大静脈流入路のすぐそばに存在する。II音の固定性分裂は卵円孔を通して血液が胎児期の右房から左房とは逆に左房から右房に逆流するために起こる。生後の身体の発達とともに体循環が発達する結果、左室・左房圧が上昇し卵円孔を通した血流が逆方向となる。この結果、吸気時・呼気時に変化しない間隔の固定したII音の分裂となる。

心臓の構造の理解を助ける問題があるので紹介する。

追加問題 ❶

96回-H25

左室負荷を来すのはどれか。
(1) 心房中隔欠損症
(2) 動脈管開存症
(3) 大動脈弁狭窄
(4) 僧帽弁狭窄
(5) 三尖弁狭窄症

a(1),(2)　b(1),(5)　c(2),(3)　d(3),(4)　e(4),(5)

問題解説　左室負荷とは左室の収縮運動の仕事量が増加することをいう。
(1) 心房中隔欠損（卵円孔開存）では血液は左房から右房に流入する（血圧差のため）。右房-右室に増加した血液量は肺循環を通って再び左房に入る。ゆえに右室の仕事量（右室負荷）が増加する。
(2) 動脈管開存（＝ductus arteriosusの開存，ボタロー管開存）では左室から駆出された血流は大動脈から血圧の低い肺動脈にその一部が流れ込む。この血液は肺動脈・肺静脈血流の増加となり左房・左室の血流増加となる。ゆえに左室の仕事量は増加する。
(3) 大動脈弁狭窄では左室収縮において大動脈弁が開放されないため左室収縮圧が異常に上昇する。これに抗して左室が収縮するため左室仕事量は増加する。
(4) 僧帽弁狭窄は左室に血液が入り込まない状態で左室仕事量は減少する（増加しない）。
(5) 三尖弁狭窄は右室-肺循環に関する異常で左室については無関係か左室への血液の流入が減少した状態である。

解答　c

12 腕頭動・静脈，鎖骨下動・静脈

概説

　動脈・静脈が心臓に入り込む状態はどのようになっているのだろうか？　心臓周辺の血管にはカテーテルが留置されることが多い。適正にカテーテルを留置するためには大血管の連結と性状を知っておくことが重要であると考える（図12-1，12-2）。

図12-1　鎖骨下静脈・外頚静脈・内頚静脈・腕頭静脈

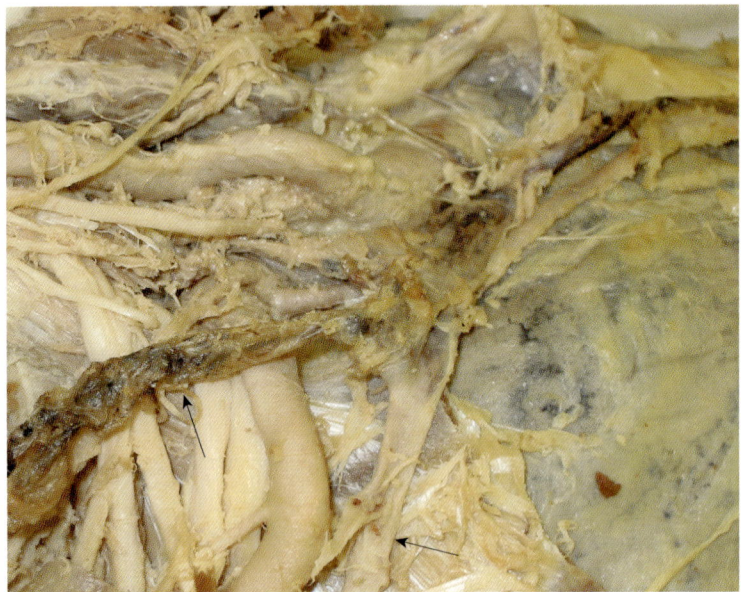

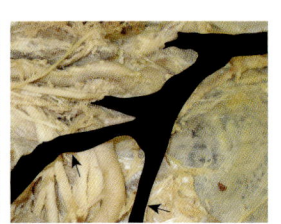

図12-2　圧閉された血管の浮き出し（一部内頚静脈断端）

　図12-1，12-3は鎖骨下静脈・内頚静脈が右肺前方で右腕頭静脈に合流している状態を示す写真である。死体では体表上部の静脈は静脈圧がなく，圧閉されて平板状になっている。静脈内の生き生きとした血流を再現できないのが残念だが，鎖骨下・内頚・腕頭静脈とその他，肺などの臓器の位置関係は一応理解できる。上肢と頭頚部からの血液を胸腔内に導く腕頭静脈は下肢から胸腔内に至る下大静脈と異なり胸腔内の前方を通っている。鎖骨下静脈は鎖骨の後下方・第1肋骨の前上方から胸郭内に入り腕頭静脈となって上大静脈となる。

静脈は静脈圧の変化によって偏平に圧迫されて固定されることが多く索状になっている。内頚・鎖骨下・腕頭静脈は動脈系・迷走神経・横隔神経の前面を胸廓内に進入し左右合流して上大静脈となる。上大静脈は下大静脈よりも冠状面で前に位置している。

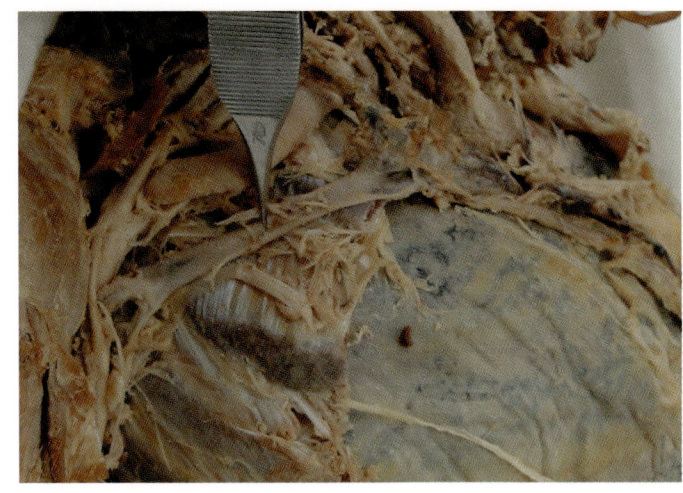

図12-3 右鎖骨下静脈の腕頭静脈への連絡

　図12-4は鎖骨下動・静脈，腕頭動・静脈付近の血管の位置関係を示すイラストである。血管系を示す図は通常，読者の理解を容易にするために血管の連絡を特に重視して描き大きくデフォルメされていることが多いが，本図は実際の血管の走行ならびに位置の記載に配慮した。中心動・静脈の走行の理解，特に鎖骨下-腕頭静脈の理解は上半身の末梢から投与された薬物やカテーテルの先進を理解するうえで重要であると考える。

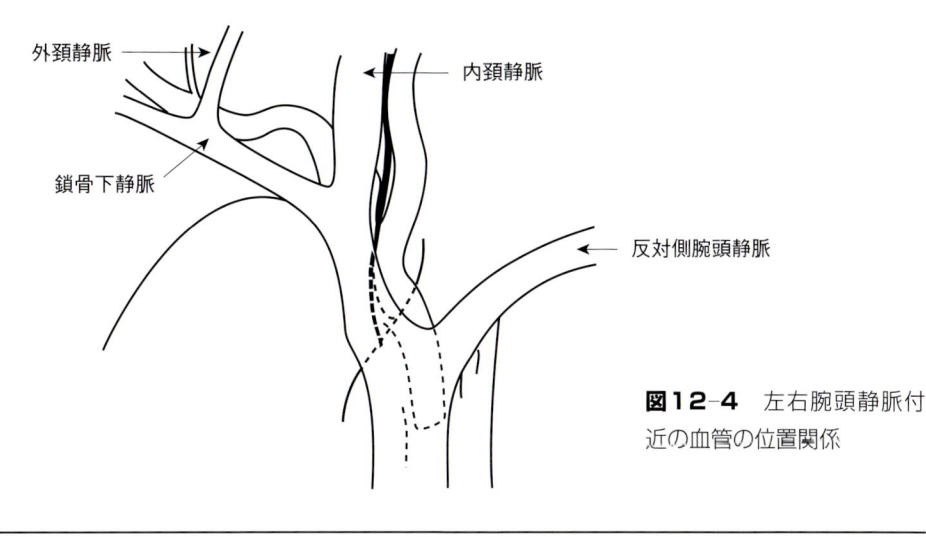

図12-4 左右腕頭静脈付近の血管の位置関係

鎖骨下静脈は鎖骨下動脈の前に位置し鎖骨の後下方を横走して第1肋骨の上で腕頭静脈となる。鎖骨下静脈と鎖骨下動脈の間には第3～6頸椎横突起から第1肋骨前斜角筋結節に付着し，胸廓を挙上している前斜角筋が位置している。すなわち，鎖骨下動・静脈は正中線に近づくにつれて互いに離れていく。鎖骨下静脈の前面には皮下脂肪が位置し，鎖骨下静脈の後方には結合組織と神経線維（頸横神経・迷走神経の枝）が豊富な脂肪組織が付着し，胸骨柄付近では鎖骨下動・静脈の間を横隔神経・迷走神経本幹が胸腔に向けて下降している。

　ところで著者は鎖骨下動脈の起始について気になっていることがある。鎖骨下動脈の起始部は大動脈や腕頭動脈から発してすぐに上腕方向に向かうのではない。鎖骨下動脈はまず頭側上方に向かう。左右ともに鎖骨下動脈基始部は頸動脈に伴行して上行し椎骨動脈・甲状頸動脈を分枝したのちに上腕方向に転向する。図12-5は左鎖骨下動脈が大動脈弓部で左頸動脈の後ろで発し頸動脈とともに上行して胸腔を出た後，上腕に向けて転向していく所を示している。

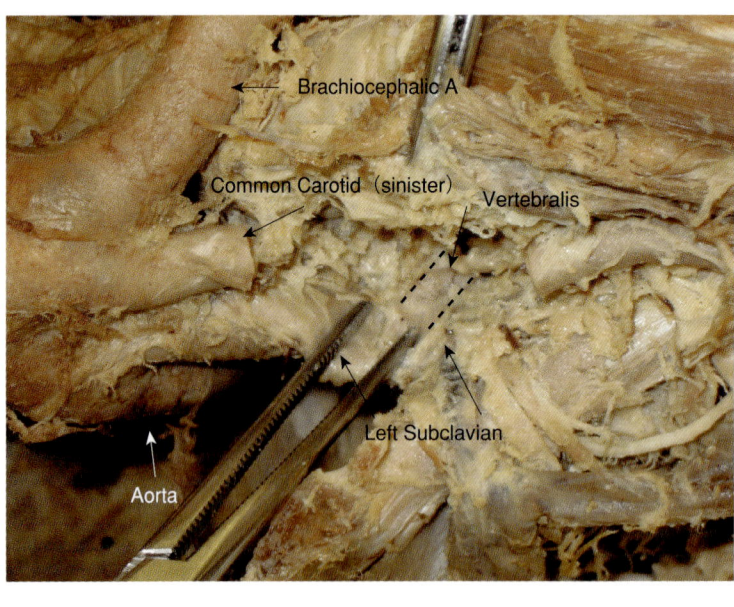

図12-5 左側における鎖骨下動脈・左総頸動脈が大動脈から分枝している様態である。左鎖骨下動脈は左上腕の方向にすぐに向かうわけではなく頸部方向に向かった後に旋回する（右が頭側）。

　大血管の走行は3次元的であり，また，蛇行も見られ教書による記載とは些か異なっている。血管造影やカテーテル挿入に際してはこの点の配慮が必要である。

付記

　私が以前所属していた麻酔科では内頚・外頚，鎖骨下，大腿静脈へのカテーテル挿入はしばしば行われる臨床措置であった[1)2)]。このカテーテル挿入では特に小児心臓手術等において，人工物留置・人工心肺を使うためにヘパリン（血液凝固抑制剤）を使用すると出血が起こりやすいためにカテーテルの適正な留置は入念な配置を要する処置であった。不適切なカテーテル挿入（血管の小さな穴も含む）は術後予期せぬ大量出血を引き起こすことがあるからである。大手術を無事に終えるためにカテーテル操作に関する各血管の走行・構造，周辺との関係を理解しておくことは大変重要である。

　図12-6，12-7，12-8は最近私が経験した鎖骨下動脈異常例ならびに大腿静脈の異常の解剖例である。これらの症例では現在のカテーテル挿入手技では適正にカテーテル挿入を行えない可能性が高い。

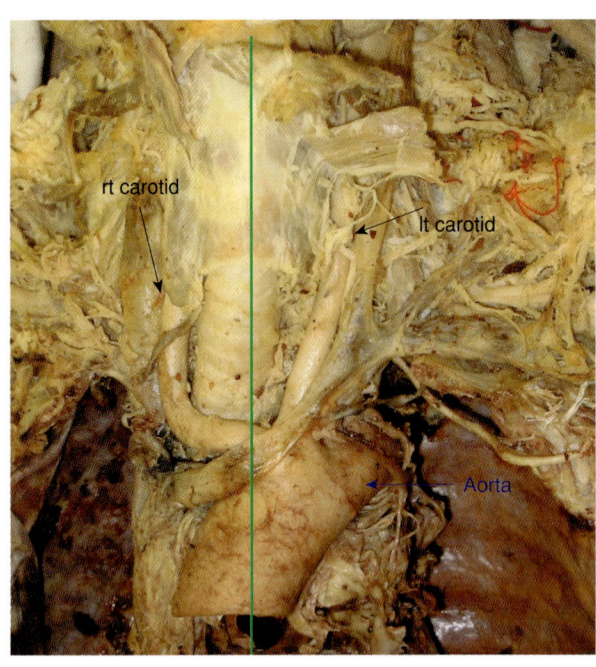

図12-6 右鎖骨下動脈異常例
　右鎖骨下動脈は左総頚動脈から分枝し正常より高位背側に位置している。右鎖骨下静脈は鎖骨後方の深部に位置していて前方からは見えない。
　この異常を**右食道後鎖骨下動脈**と呼ぶ。

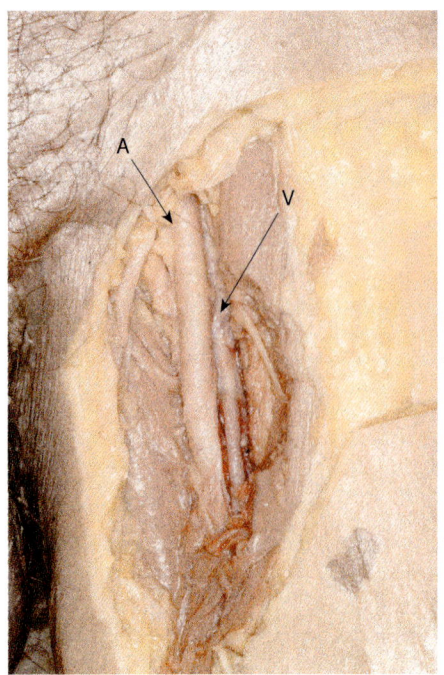

図12-7 大腿動脈と大腿静脈の位置が逆転している症例
　現在のカテーテル挿入手技である大腿拍動を元に静脈の位置を探そうとしても静脈はなかなか見つからないそうである。大腿動・静脈周辺ではVANの配列が知られている。大腿動・静脈は仰臥位の患者をみる時、内側からVANの配列のあることが知られている。現在，血管穿刺を行う前に異常血管を検出する方法が検討されているがアルゴリズムは完成されていない。血管の走行には気をつけて臨床に望んで頂きたい。

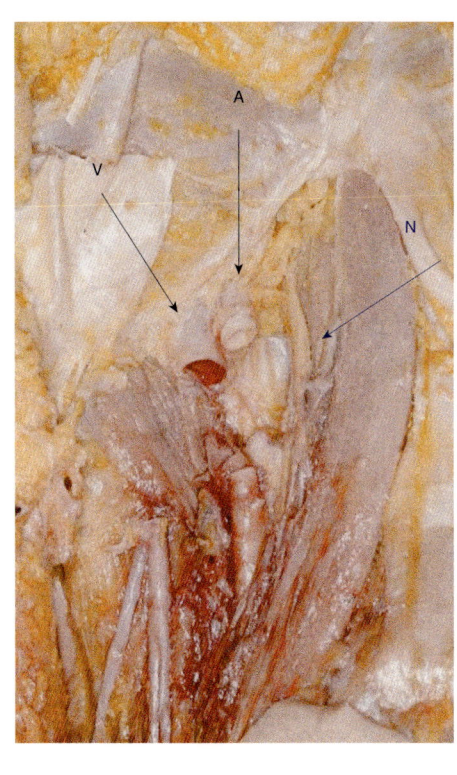

図12-8 正常の大腿動・静脈、神経の配置
　外側に斜めに走る縫工筋が観察される。大腿神経は大腿直筋と縫工筋の間を走っている(青矢印)。内側から(患者の横に正体する時)VANの位置関係が構築される。

文　献

1) Hayashi Y, Uchida O, Takaki O, et al. Internal juglar vein catheterization in infants undergoing cardiovascular surgery : An analysis of the factors influencing successful catheterization. Anesths Analg 1992 ; 74 : 688-693.

2) Morton PG. Arterial puncture during central venous catheter insertion. Crit Care Med 1999 ; 27 : 878-879.

13 胸腺

概説

　胸骨柄のすぐ後ろに心膜の表面に載った臓器として胸腺がある。胸腺は中年以降の成人や老人では脂肪化して脂肪の塊になっている。胸腺は小児で発達している。それ以後，胸腺は退縮（involution, apotosis）の一路をたどる。

関連問題 ❶

94回-B19

　生後2カ月の乳児の正常胸部X線写真を示す。矢印の部位で誤っているのはどれか。

a　胸腺
b　右心房
c　奇静脈
d　左心室
e　胃

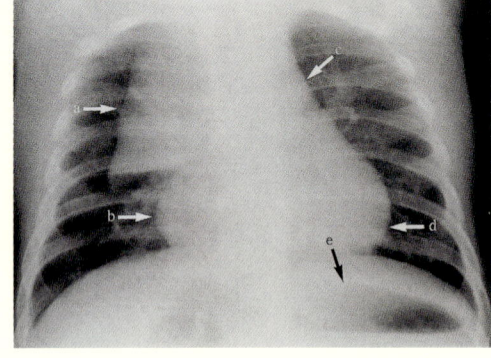

問題解説

a．胸腺はsail signとよばれヨットの帆のようにみえる。
b, d．心臓には右に2弓，左に4弓という陰影がある。右第1弓は上大静脈，右第2弓は右心房，左第1弓は大動脈弓，左第2弓は肺動脈，左第3弓は左心房（左心耳），左第4弓は左心室を示す。右心室は左心室の前に左心室より小さく位置しているのでシルエットとしては観察されない。
c．奇静脈は右気管分岐部に球場の陰影を作ることがあるが普通は見えない。
e．陰影は胃で胃液が立位のため水面を作っている。

解　答　c

Close Up! 胸腺の発生

胸腺は第3鰓弓が鰓嚢になって発生する（第1鰓弓は耳管となる。第2鰓弓は口蓋扁桃窩となる。第4鰓弓は第3鰓弓と同様に囊状になって甲状腺となる。副甲状腺はこの第3・第4鰓弓の両方から発生する）。左葉と右葉とがあり左右形状が異なる。右葉の方が大きく，正中線を超えて発達している。解剖学書を散見すると胸腺は角のない囊状の臓器として図説されていることが

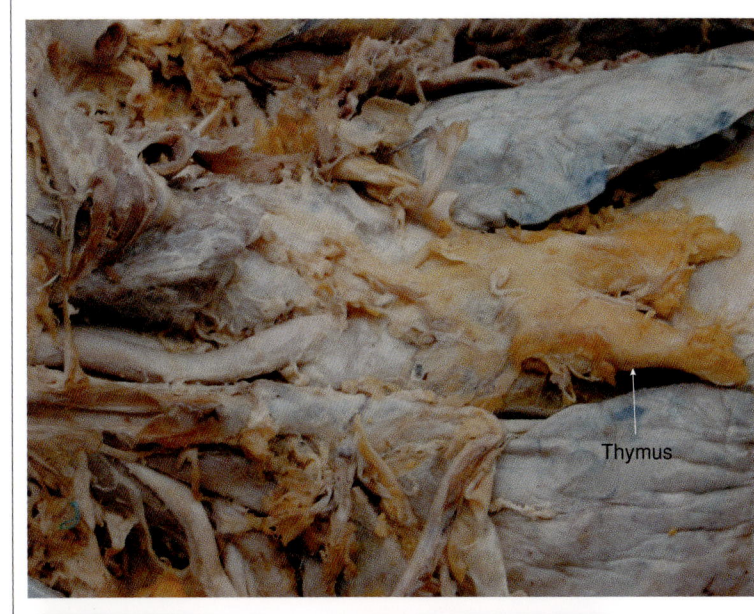

Thymus

図13-1 成人の胸腺

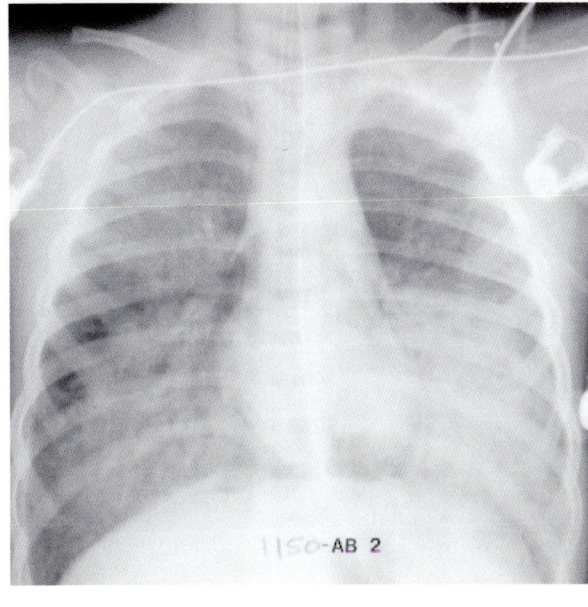

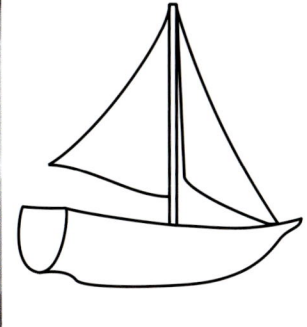

図13-2 胸部写真
4歳男児，交通外傷による縦隔気腫・肺水腫．胸腺sail signが観察される。

多い。しかし，放射線科系の雑誌に紹介されている胸腺腫大に関する報告ではsail signとして三角形として記載されているものが多い。おそらく胸腺の外側下縁は生体では鋭角になっていると考える。

　胸腺は前縦隔に位置している。胸腺は胸骨の後ろで大血管や心膜よりも前に位置し，前胸壁を正中断（胸骨正中切開）すると直ぐに観察される（図13-1）。つまり，下降してきた第3鰓弓嚢は他の臓器よりも前に位置するようになった。胸腺は左葉・右葉に左右差があり，右葉の方が大きく正中線を超えているが，心臓の位置形状を兼ね合わせると sail sign という表現を使うならヨットは左を向いているようにみえることが多い（図13-2）。

奇静脈

　設問の解答cについて，奇静脈は脊柱右側の胸壁で壁側胸膜の下（背側）を縦走する静脈である。反対側の半奇静脈とともに胸壁・脊柱の血液を上大静脈に還流する役割をもっている。下大静脈閉塞や肝硬変による静脈瘤でも起こらなければ，奇静脈は細い血管で胸部単純A-P像に写るものではない。奇静脈（発生上の主上静脈＝主となる静脈の背側にあるという意味）は胸部の大血管が発達してゆく過程で大静脈（発生上の主静脈）のバイパスとして発達した，という説と単に胸壁の血液の還流のために存在するとの考え方がある。奇静脈は下大静脈の閉塞や肝硬変により，バイパスとして発達しなければ，体壁の静脈還流経路であり太くはなく胸部X線には写らない。

14 副甲状腺

概説

　国家試験問題の内科問題集の中には副甲状腺についての問題が散見される。いったい副甲状腺とはどんな臓器だったのだろうか。意外に副甲状腺を撮影した教書は少ない。図14-1は今回撮影した副甲状腺である。

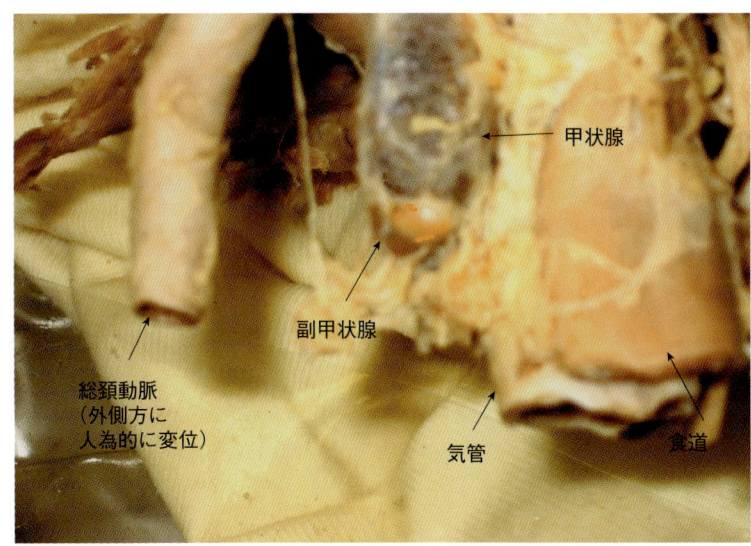

図14-1 後方から見た副甲状腺

　副甲状腺は甲状腺とは別の孤立した臓器であるから甲状腺の付近にあってもその実質臓器は個別の結合組織によるカプセルに包まれている。副甲状腺の外見はいろいろだが甲状腺よりも黄色いとされている。図14-1のように，甲状腺よりもかなり黄色い場合もある一方で，コロイド色をもった甲状腺と同様の色調のこともある（図14-2）。

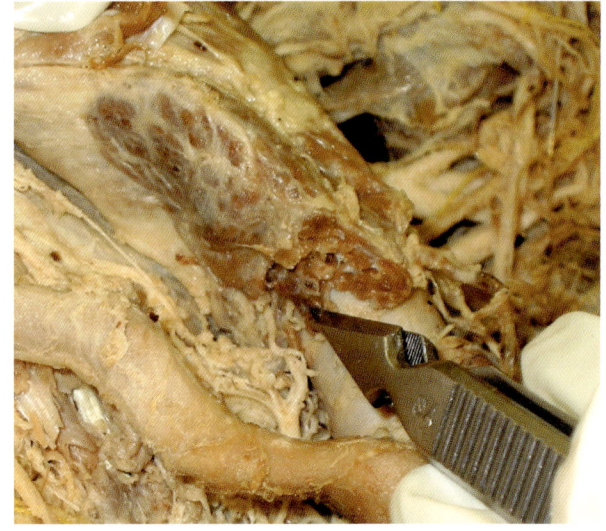

図14-2 前方から観察した別の症例の副甲状腺

　今回著者は米国・欧州臨床解剖学会合同年会（Austria, Graz）に出席した。甲状腺癌等における甲状腺全摘についてのセッションにおいて副甲状腺の確認が時に困難であることが討議された。甲状腺全摘において副甲状腺は4つのうち1つは残しておかなければならないとされ，容易な副甲状腺確認法の開発が待たれる。

　副甲状腺はその不明瞭さゆえに不注意に摘出されてしまうことがある。摘出されてしまうと，血中Ca値は下がってしまい，テタニーが発生する。この時，副甲状腺に癌の侵潤がなければ副甲状腺を上腕に埋め戻すのが基本である。上腕皮下でも副甲状腺は機能し，PTH分泌を継続する。何らかの事情で摘出した副甲状腺を埋め戻すことができない場合には血中Ca,P濃度をモニターしながらビタミンD製剤と乳酸Caを投与して一生に渡って補充療法を行う。

　副甲状腺は上副甲状腺が第4鰓弓から分化し，下副甲状腺は胸腺と同様のそれよりも上位の第3鰓弓から発生する。上副甲状腺（左右一対）は中甲状腺動脈と反回（喉頭）神経の交差部付近で気管食道溝と後食道喉頭腔の間に位置し，甲状腺被膜に付着しているが中には甲状腺内に埋没する場合もある。それらは下甲状腺動脈支配のことが多いが上甲状腺動脈のこともある。一方，下副甲状腺（左右一対）は気管の側方で甲状腺下極かその付近にあるが，位置は多彩で，血管支配は下甲状腺動脈となっている。この外に異所性副甲状腺があり，異所性副甲状腺は多くは胸腺の遺残物と一緒に前縦隔に位置している。異所性副甲状腺は頸動脈鞘や心嚢，喉頭粘膜下組織などに位置することもあり，これにより合計5腺ある症例もみられる。

　図14-3に副甲状腺の組織所見を示す。導出管のない腺構造，すなわち内分泌組織像が観察される。

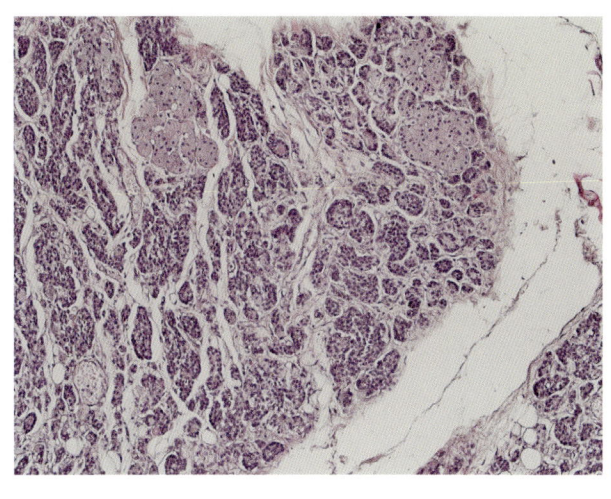

図14-3 ヒト副甲状腺組織所見

　副甲状腺は，副甲状腺ホルモンParathyroid hormone（PTH）を血中に分泌し，血中Ca濃度の維持を行っている。PTHは血中Ca値を上げる作用があり，分泌され過ぎると血中Ca濃度が上がり，足りなければCaは下がる。血中Ca濃度が高すぎると精神的興奮，意識障害が発生し，Caが下がるとテタニーが発症する。高すぎても低すぎても不整脈が発生し生命に危険を及ぼす。

関連問題 ❶　06回-G94

血清アルカリホスファターゼ値が上昇するのはどれか。
(1)　甲状腺機能亢進症
(2)　副甲状腺機能亢進症
(3)　原発性胆汁性肝硬変
(4)　肝海綿状血管腫
(5)　膵尾部癌

a (1), (2), (3)　　b (1), (2), (5)　　c (1), (4), (5)　　d (2), (3), (4)　　e (3), (4), (5)

問題解説　　血清アルカリホスファターゼは肝臓・骨に由来し肝疾患・骨疾患において上昇する。すなわち血清アルカリホスファターゼ上昇に関する問題は設問の疾患が肝臓と骨の代謝に関係した疾患であるかどうかを問題にしている。
(1) 甲状腺疾患では血清アルカリホスファターゼが上昇する。時に血中Caが上昇するが甲状腺機能亢進による骨代謝亢進による脱灰亢進によってい

る。

(2) 副甲状腺機能亢進症は副甲状腺ホルモン（PTH）の作用亢進により必要以上の骨からの脱灰がおこる。骨からの破壊を伴うので骨型ALPは上昇する。これにより経時的な高カルシウム尿症を呈することもある。同様の病態は血中Caの低下する2次性副甲状腺機能亢進症でも同様である。例えば慢性腎不全でビタミンD水酸化障害によるビタミンD_3不足が起こると低Ca血症が起こり2次性副甲状腺機能亢進症となって（つまり反応性に亢進して）骨の脱灰が進み骨型ALPが上昇する。

(3) 原発性胆汁性肝硬変は肝疾患として肝細胞の破壊・再生により，血清アルカリホファターゼは上昇する。

(4) 肝海綿状血管腫は過誤腫で肝機能に影響を与えない。

(5) 膵尾部癌も膵の疾患で肝機能に影響を与えない（基本的に）。ゆえに，これらは基本的に血中アルカリホスファターゼ濃度を上昇させない。ここで記載しておきたい対比に膵頭部癌がある。膵頭部癌は膵管・総胆管を閉塞しやすく，胆道排出系を介して肝機能に影響を与えて血中アルカリホスファターゼを上昇させる。

解答 a

このほか，高ALP血症を呈する疾患に悪性腫瘍が挙げられる。悪性腫瘍ではPTH様蛋白が合成され（これをPTH関連蛋白PTHrPと呼ぶ），あるいは骨転移によって骨脱灰が起こり高ALP血症となる。

付記

現在の診療では副甲状腺機能亢進症などと患者を診断することは少ない。一体，副甲状腺疾患はどのようにして見つかるのだろうか？

【副甲状腺疾患を疑うポイント】

多発骨折や病的骨折，尿路結石の既往，テタニーの既往，てんかん，興奮，脱力発作などの既往，血清（補正）Ca，頭部単純X線写真における脱灰，頭部CTにおける異所性石灰化，不整脈とECG変化，第4指，第5指n異常（第4第5中指骨の短縮），円形顔貌などを伴う知能低下などで，副甲状腺疾患および副甲状腺ホルモン，その受容体異常を疑う。

しかしながら多くの場合，副甲状腺疾患は血中高Ca血症や骨折といった症状によって発見される（図14-4，表14-1）。

副甲状腺疾患を疑うとき
臨床症状，偶然の検査での高Ca血症や低Ca血症

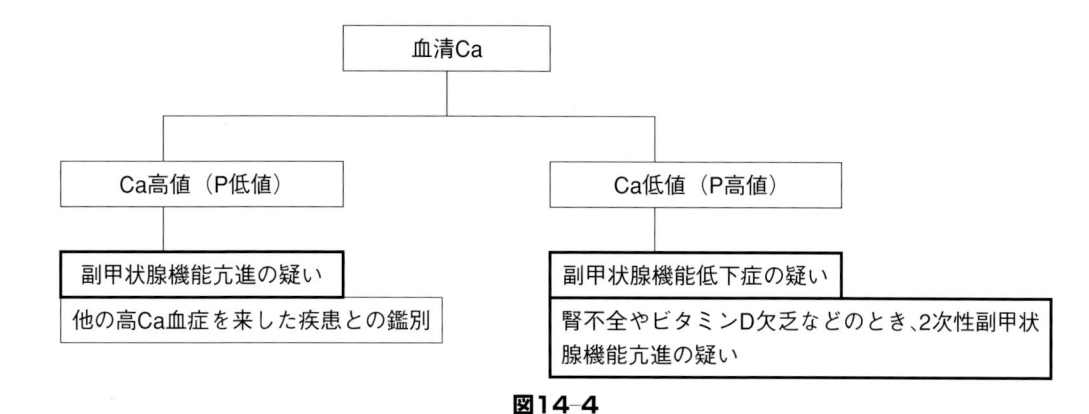

```
                    血清Ca
                   /      \
        Ca高値（P低値）    Ca低値（P高値）
        副甲状腺機能亢進の疑い  副甲状腺機能低下症の疑い
        他の高Ca血症を来した   腎不全やビタミンD欠乏などのとき，2次性副甲状
        疾患との鑑別         腺機能亢進の疑い
```

図14-4

	PTH	血中補正Ca	P	ALP	X線写真所見など
骨粗鬆症	〜	〜	〜	〜	びまん性骨吸収像
原発性副甲状腺機能亢進症	↑	↑	↓	↑	頭蓋骨のsolt and pepper sign，骨膜下骨吸収像
骨軟化症	〜	〜 OR ↓	〜	〜	偽性骨折線像，VitD欠乏
Paget病	〜	〜	〜	↑↑	骨変形，激しい骨痛
悪性腫瘍骨転移	↓ OR 〜	↑	↓ OR 〜	↑	転移性骨腫瘍の場合 punched out sign

表14-1 骨折を主訴として副甲状腺機能亢進症を疑う時の鑑別
（Ca値ではなく骨塩量の低下から原発性副甲状腺機能亢進症と鑑別する疾患）

【診断の手順】

血清CaとP，アルブミンの測定，intactPTH（2抗体法による正常な副甲状腺ホルモン：parathyroid hormone）の測定を行う。高カルシウム血症があってPTHintactが測定感度以下の場合は悪性腫瘍の存在を疑い，PTH関連蛋白（PTHrP）の測定を行う。画像診断として副甲状腺超音波検査，副甲状腺機能亢進症を疑うものにはMIBIシンチグラムを行う。副甲状腺機能低下症ではEllsworth-howard試験による分類が必要である（図14-5）。

ここで一応，副甲状腺機能亢進症，低下症の鑑別を図14-5，表14-2に示しておく。副甲状腺機能低下症の診断等は臨床実習で注意して観察しないと鑑別は難しい。

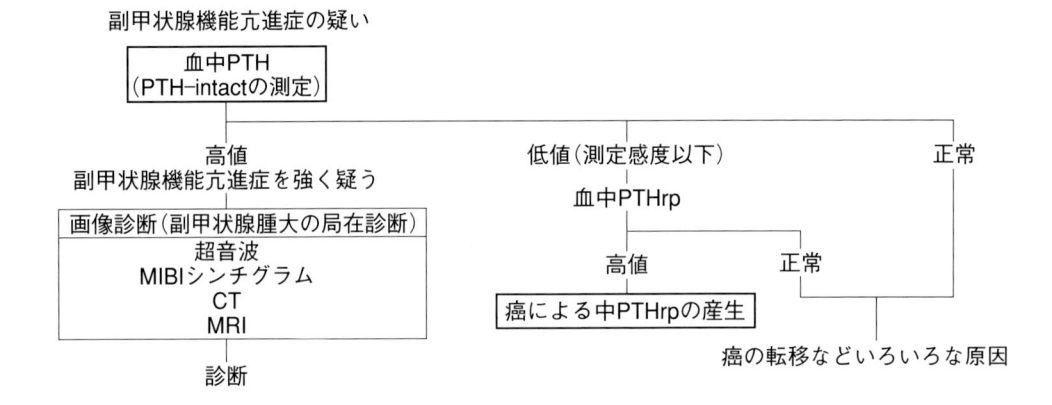

```
副甲状腺機能亢進症の疑い
    ↓
　血中PTH
（PTH-intactの測定）
```

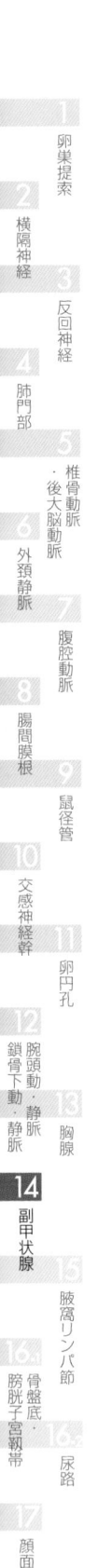

```
高値                         低値（測定感度以下）      正常
副甲状腺機能亢進症を強く疑う       血中PTHrp
　画像診断（副甲状腺腫大の局在診断）
         超音波                高値      正常
         MIBIシンチグラム
         CT                 癌による中PTHrpの産生
         MRI
         診断                        癌の転移などいろいろな原因
```

副甲状腺機能低下症の疑い
Ellsworth-Howard試験とPTHによる診断

図14-5

補正Ca	P		PTH	Ellsworth-Howard試験		特徴
				cAMP	P	
↓	↑	特発性・続発性副甲状腺機能低下症	↓	＋	＋	
↓	↑	偽性副甲状腺機能低下症 Ia	↑	－	－	Gs活性低下 Albright遺伝性骨形成異常症の所見（＋）
		Ib	↑	－	－	Gs活性正常
		II	↑	＋	－	Albright遺伝性骨形成異常症の所見（＋）
〜	〜	偽性偽性副甲状腺機能低下症（注：機能低下症はない）	〜	＋	＋	

補正Ca値＝血清Ca＋（4.0－血清アルブミン値）

表14-2 副甲状腺機能低下症の病型分類

追加問題 ❶

94回-B91

つぎのうち DiGeorge 症候群にみられるのはどれか。
(1) 副甲状腺機能低下
(2) 胸腺低形成
(3) 先天性心疾患
(4) 副腎皮質機能低下
(5) 性腺機能低下

a(1),(2),(3)　b(1),(2),(5)　c(1),(4),(5)　d(2),(3),(4)　e(3),(4),(5)

問題解説　DiGeorge症候群の別名は第3・第4鰓弓症候群（third and fourth arch syndrome）で，胎生期の第3・第4鰓弓の分化障害に起因するもので，胸腺無形成（設問2）のほか，副甲状腺の発生異常（設問1）や心臓の分化障害（設問3）（大血管の発生異常 Fallot 四徴症）も来す先天性免疫不全病である。胸腺の発生異常による細胞性免疫不全で，Bリンパ球の成熟は正常だが，Tリンパ球の成熟が阻害される。そのためTリンパ球の機能が減弱し，特にウイルスや細胞内寄生菌に対する抵抗力が減弱し易感染性を示す。また，低Caによるテタニーやチアノーゼ，顔面奇形，眼球隔離，耳介低位，小顎症などを伴う。

解答　a

15 腋窩リンパ節

概説

　腋窩の皮下組織，腋窩筋膜と脂肪組織の中には腋窩リンパ節が冒出される。リンパ節は暗褐色〜淡褐色の卵円形の塊で、大きさは1〜2mmくらいである（図15-1，15-2）。リンパ節はリンパ管でイモズル式に繋がっている。リンパ節・リンパ管は正常の状態では小さく，肉眼ではその存在を確認できない程である。術中，明らかにリンパ節が確認でき，手に触れる時は癌の転移を疑う。異物反応やリンパ管炎といった病態があるとリンパ節・リンパ管は明瞭に確認できる程発達してくる。

　腋窩リンパ節は上肢・肩甲部・胸壁，ならびに乳腺の大部分のリンパ管を受ける（輸入リンパ管）。腋窩リンパ節は多数集まって腋窩リンパ叢を形成する。腋窩リンパ節の輸出リンパ管は鎖骨下リンパ本管である。左側の腋窩リンパ叢は胸管に，右側の腋窩リンパ叢は右リンパ本管に開口する。総数40個程度といわれるが，実際に視認できるもの

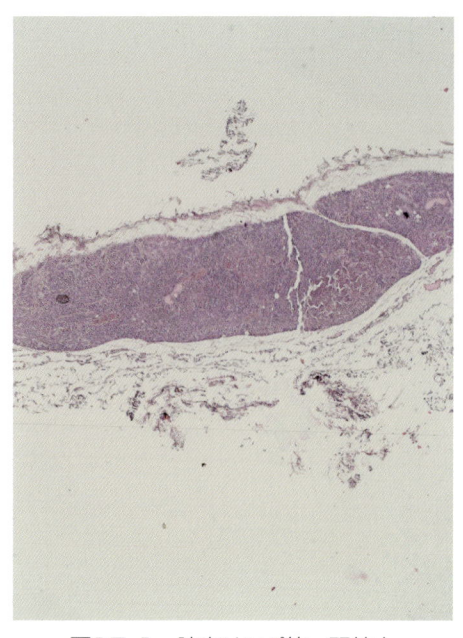

図15-1　腋窩リンパ節　弱拡大 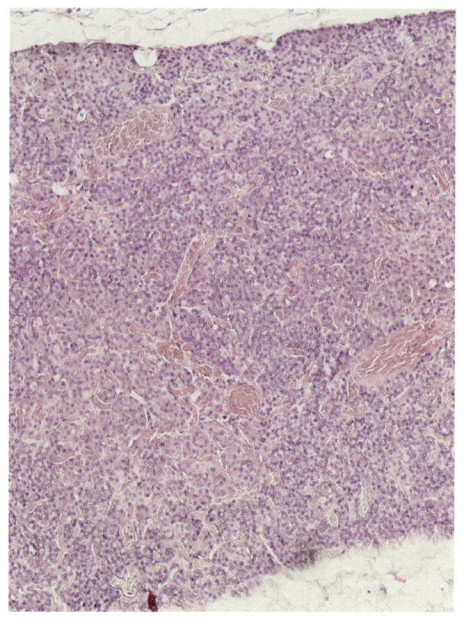　　　図15-2　腋窩リンパ節　強拡大

は約20個程度である。

【腋窩リンパ節と乳腺所属リンパ節】

　腋窩リンパ節は乳癌におけるリンパ節廓清において対象となるリンパ節である。ここでは乳癌に対する外科処理の観点から，腋窩リンパ節を取り扱ってみる。

　解剖学的に腋窩とは前縁を大胸筋，後縁を広背筋，内側を胸壁に囲まれた窪みで上縁は腕神経叢とともに頸に向かって開放した空間と定義される。腋窩リンパ節とはこの腋窩内に存在するリンパ節をさす。しかし，乳癌において，外科的な対象となる腋窩リンパ節はこの腋窩の概念を非常に広く取らえて腋窩リンパ節と呼んでいる。

　この腋窩リンパ節を含む乳癌手術における乳腺所属リンパ節（腋窩とそれ以外）の名称を以下に示す。

【乳腺所属リンパ節と名称（図15-3）】

1) 腋窩リンパ節（注：ただし外科で言う）
   a. 小胸筋外側縁より外側のリンパ節
      brachial lymph nodes；鎖骨下静脈本幹に沿ったリンパ節
      subscapular lymph nodes；肩甲下動静脈の枝:胸背動静脈周囲のリンパ節
      central lymph nodes；腋窩の四角錐の底面の中央に位置する
      pectoral lymph nodes；外側胸動脈に沿ったリンパ節
   b. 小胸筋背側および胸筋間（すなわち小胸筋部）
      subpectoral lymph nodes；小胸筋の背側部
      interpectoral lymph nodes；胸筋間（Rotter's lymph nodeとも呼ばれる）
   c. 鎖骨下リンパ節すなわち小胸筋内側縁より内側のリンパ節
      infraclavicular lymph nodes；小胸筋と鎖骨下筋の間
      highest infraclavicular lymph nodes；リンパ本幹付近，従来Halstedリンパ節と呼ばれた

   （このc．のリンパ節は腋窩の上部にあたる。）
2) 胸骨傍リンパ節
      parasternal lymph nodes
3) 胸骨柄後部リンパ節
      retromanubrial lymph nodes

（上記2），3）は解剖学的に腋窩リンパ節とは異なるが乳腺手術において対象となる）

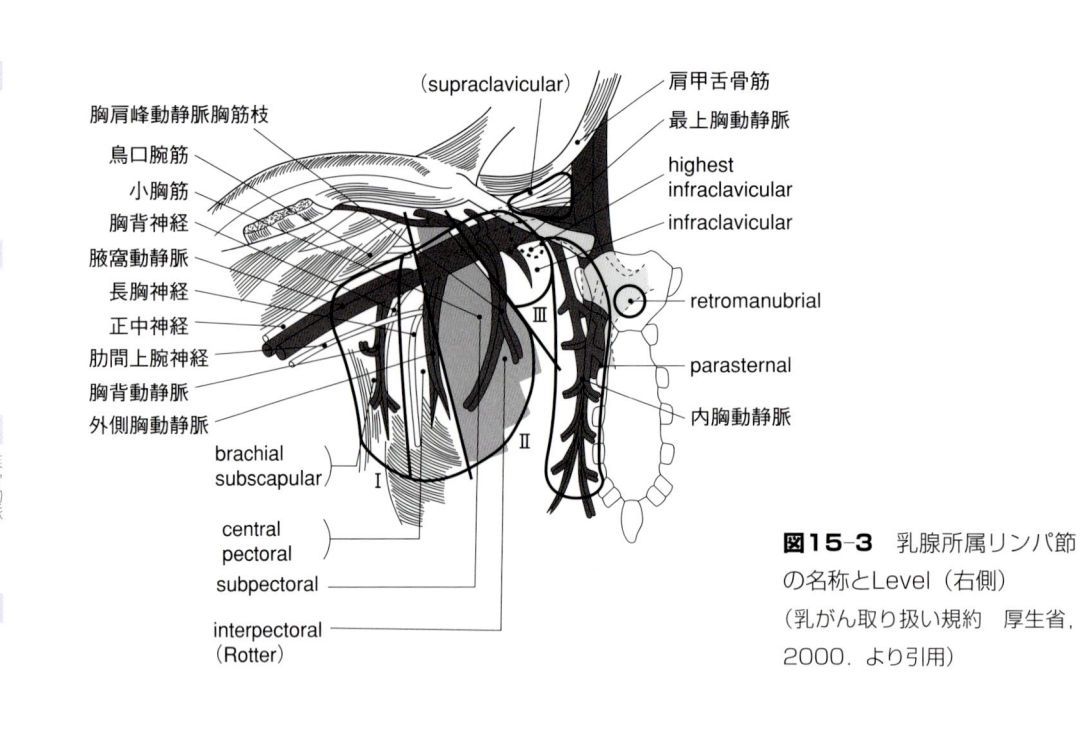

図15-3 乳腺所属リンパ節の名称とLevel（右側）
（乳がん取り扱い規約　厚生省，2000．より引用）

【乳癌におけるリンパ節の考え方】

　乳腺外科におけるリンパ節廓清は乳腺所属リンパ節を中心に行われる。腋窩リンパ節の分類のために解剖学で言う腋窩の概念を使っているがその四角錐の上部が深いことは注意を要する。乳癌手術で考えるリンパ節は小胸筋を目安にして考える。小胸筋外側縁より外側のリンパ節（主にcentral lymph nodes, pectral lymph nodes）（p. 75, a）ならびに小胸筋背側および胸筋間（小胸筋の前および後ろの部分）（p. 75, b）を合わせて第1群リンパ節と呼ぶ。これ以外の部分への乳癌細胞の転移は進行したリンパ節転移と考える。central and pectoral lymph nodes部のリンパ節は数も最も多く約15個は存在する。このリンパ節は特に長胸神経と肋間上腕神経の交点付近に多数みられる。胸筋下リンパ節は主に，胸廓外側壁，胸筋リンパ節などを受けるが数は少なく5～6個認める程度である。Rotterリンパ節は乳腺からのリンパ流を受ける。そのほとんどが胸肩峰動静脈の胸筋枝にそって存在する。これは数個のリンパ節である。

　腋窩リンパ節の外科臨床的意義の大部分は腋窩リンパ節（p. 75, a）および小胸筋の前および後ろの部分（p. 75, b）に存在する。

　乳癌の解剖関連問題については以前に乳癌手術で肋間上腕神経が損傷するため腋窩・上肢内側に知覚異常が起こることを取り上げた問題があったように思うが，近年は外科・解剖学的な問題は見られない。以下は乳癌についての統計問題である。

関連問題 ❶　95回-A21

我が国で年齢調整死亡率が減少傾向を示すのはどれか？
(1) 胃癌
(2) 子宮癌
(3) 大腸癌
(4) 肺癌
(5) 乳癌

a(1),(2)　b(1),(5)　c(2),(3)　d(3),(4)　e(4),(5)

問題解説

(1) 胃癌は日本に多い癌で日本において治療法が研究された疾患である。以前は進行した状態で発見されたが，胃バリウム造影，胃内視鏡の開発により早期発見が可能となった。また，リンパ節転移の詳細な研究から胃癌術式が完成し，現在早期胃癌の5年生存率は90％以上である。

(2) 子宮癌は健康診断の普及により早期発見がなされている。子宮癌は周囲が比較的強靭な靭帯でできているためか早期の転移が少なく，腫瘍を全摘できる症例が増えている。

(3) 大腸癌は食生活の変化に従って増加している疾患である。発見時に肝転移，肺転移の見られることも多い。

(4) 肺癌による死亡は男女ともに増加している。

(5) 乳癌は食事の西洋化・少子化・ホルモン剤の使用により増加している。早期発見が叫ばれているが，死亡率は増加している。手術は女性の容貌を著しく傷つけるため治療法の改善が検討されている。1例として乳癌は前癌状態が解明されつつある疾患であり，前癌状態のスクリーニングと治療の早期開始が挙げられる。

解答　a

文　献

1) 金子丑之助．日本人体解剖学第3巻．東京：南山堂，1989：280-282．
2) 福富隆志．癌の外科：手術手技シリーズ　1．乳癌．東京：メジカルビュー，2001：37-42．
3) 佐藤達夫．外科医のための局所解剖，乳腺　その1～3．手術38；1287-1300，1371-1378，1515-1528（特に1515-1528が重要）．

16-1 骨盤底・膀胱子宮靱帯

骨盤底（腹膜，子宮傍組織，尿生殖隔膜，骨盤隔膜）

概説

　立位で生活しているヒトの体幹の底は骨盤底と呼ばれる。骨盤底は腹部内臓を下支えする構造で，筋肉による構造が主で前方の尿生殖隔膜と後方の骨盤隔膜に分けられる。前方の尿生殖隔膜は会陰の前方の一部で，恥骨角・恥骨弓が作る三角部，尿生殖三角にある。尿生殖隔膜は主に深会陰横筋でできているが，このほかに男性では尿道球を圧迫し射精を促す球海綿体筋・尿道海綿体を圧迫し勃起を促す坐骨海綿体筋・浅会陰横筋・尿道括約筋で構成されている。骨盤隔膜は会陰の後方の大部分で坐骨の間にある。骨盤隔膜は肛門挙筋・尾骨筋（坐骨棘と尾骨外縁を結ぶ筋だが退化筋で著しい作用はない）・外肛門括約筋からできている（図16-1-1）。

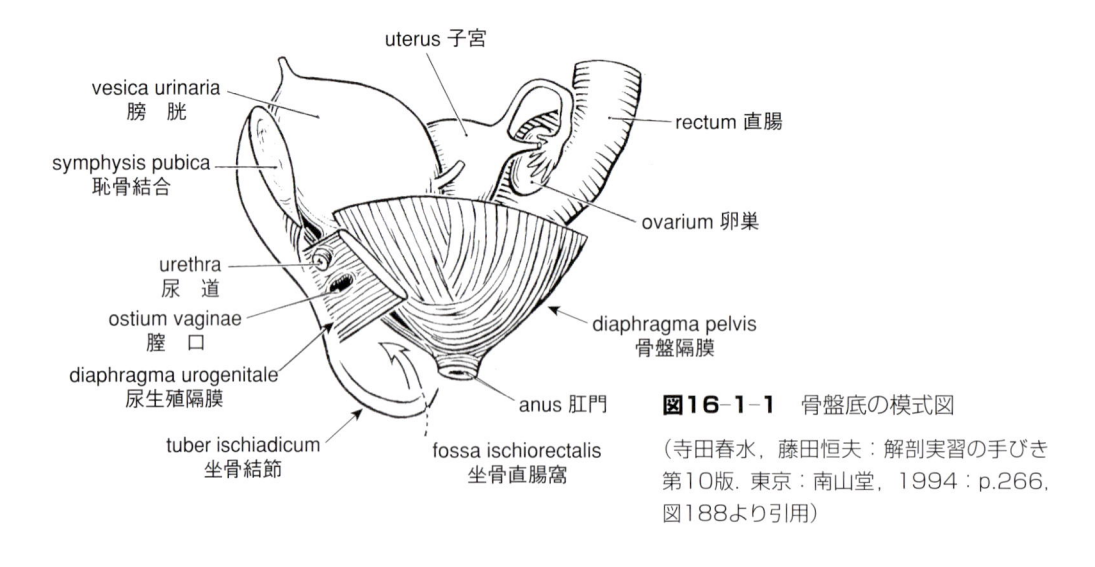

図16-1-1 骨盤底の模式図

（寺田春水，藤田恒夫：解剖実習の手びき 第10版．東京：南山堂，1994：p.266，図188より引用）

　これらの筋性隔膜の上に，それ程強靱でない結合組織である子宮傍組織がある。子宮傍組織は主に靱帯によってできている。子宮傍組織は基靱帯（cardinal ligament = Mackenrodt ligament），仙骨子宮靱帯，膀胱子宮靱帯に分けられる（図16-1-2）。基靱帯は子宮頚部から仙骨外側に向かっている。尿管がこの付近を通る（図16-1-3，1章図1-5）。仙骨子宮靱帯は仙骨前面と子宮頚部の間を直腸を迂回してつないでいる。膀胱

子宮靱帯（膀胱子宮索）は膀胱後面と子宮前面を連絡している（図16-1-3，1章図1-5）。基靱帯に沿って下行してきた尿管はこの中を通って膀胱三角に向かう。

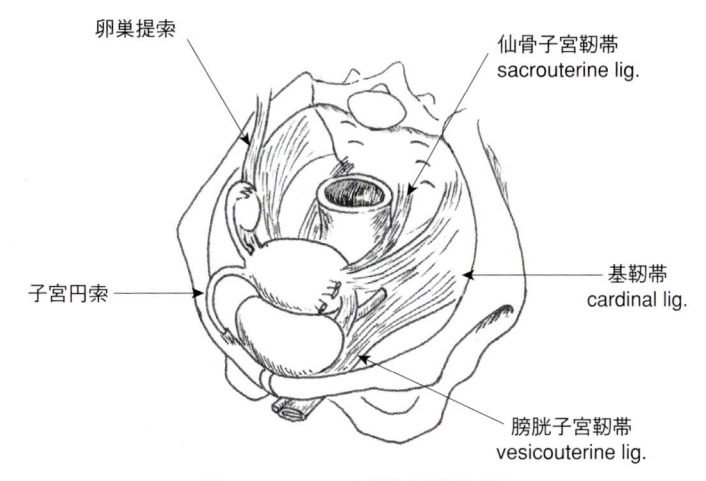

図16-1-2 子宮傍組織説明図

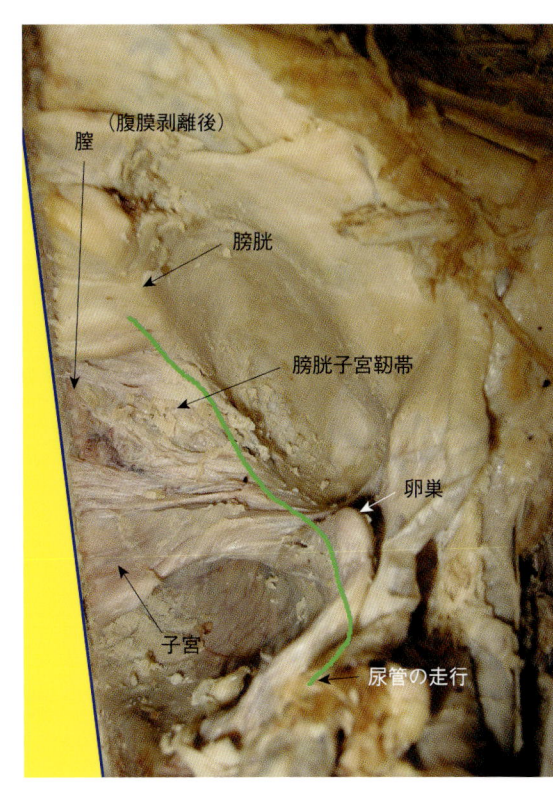

図16-1-3 骨盤壁を走行する尿管

右側の尿管の走行を緑色で示す。尿管は常に後腹膜にある。尿管は仙骨底の両側を壁側腹膜の後ろ(後腹膜)，大腰筋の前面を下降する。子宮基靱帯の付近では尿管は壁側腹膜と基靱帯の間にある。すなわち基靱帯の上を通っている。膀胱子宮靱帯に対しては尿管はこの中を通過している。尿管は膀胱三角部に到達して膀胱内腔につながっている。

本対象は正中断された骨盤(青線)で左半分は黄色で隠した。骨盤底を上方より観察。

靱帯の上には腹膜がある。この腹膜は子宮・膀胱を覆う各臓器の外膜である。特に子宮頸部側方の骨盤底を覆う腹膜は子宮広間膜と呼ばれている（子宮間膜，卵巣間膜，卵管間膜は子宮広間膜を構成する各パーツである）。子宮広間膜は卵管，子宮円索を覆う腹膜および腹膜下結合組織で膀胱子宮窩と直腸子宮窩（Douglas窩）を分けている壁である。子宮広間膜の基部は子宮基靱帯の上面にあたる（図16-1-4）。

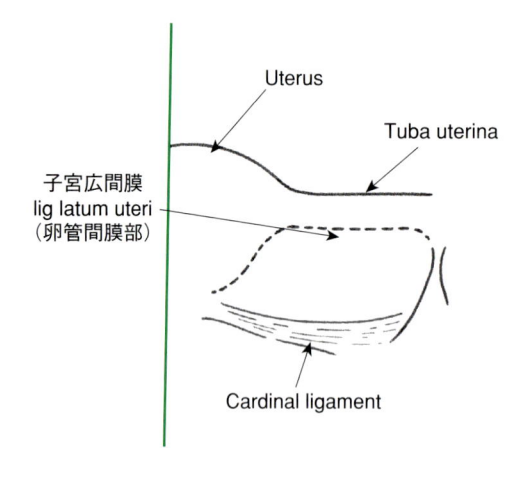

図16-1-4 子宮広間膜は腹膜の一部であり，基靱帯の上に位置していることを示す図

関連問題 ❶

94回-A16

成人女性で正しいのはどれか。
(1) 卵巣提索の中を卵巣動静脈が走る。
(2) 卵管間質部の長さは1〜2cmである。
(3) 卵管壁は内膜と外膜との2層からなる。
(4) 仙骨子宮靱帯の中を子宮動脈が通過する。
(5) 膀胱子宮靱帯のなかを尿管が通過する。

(a) 1,2,3 　(b) 1,2,5 　(c) 1,4,5 　(d) 2,3,4 　(e) 3,4,5

問題解説　(1) 卵管提索は下に向かって狭いロート状をしており骨盤ロート靱帯とも呼ばれている（1章卵巣提索p.1，参照）。この中を腹部大動脈を出た卵巣動脈・静脈が通って両側の卵巣に至る〔ただし左卵巣静脈ならびに男性で相同の左精巣静脈は左腎静脈に流れ込む。これは左下大静脈となるべき左主下静脈（主は発生上大血管であることを示す。下はいくつかの静脈のうち下側（腹側）にあることを示す。）が発生過程で消退するためである〕。

(2) 卵管間質部とは卵管が子宮腔に開口する卵管子宮口（uterine ostium of oviduct）の前に子宮筋層を貫通する部分である。この部位の子宮筋層は他の部位より薄く厚さは1〜2cmである。
(3) 卵管は大きく粘膜・筋層・漿膜の三層からできている（図16-1-4）。
(4) 子宮動脈は基靭帯の上で卵管を骨盤底にゆるく結合させている広靭帯（表面の腹膜を広間膜と呼ぶ）の基部（基靭帯の近く）の中を通って子宮頚部に至る。
(5) 膀胱子宮靭帯と尿管の関係については尿路の項を参照。

解答 (b)

付記
【和名，ラテン名と英名の差異】

子宮周囲の靭帯は和・洋・ラテン名で一貫性がないものが多く，しかも重要な構造であるので以下に列記しておく。なお，この部分の男性の結合組織はrectovesical ligament（直腸膀胱靭帯）といい筋成分が多いためrectovesical muscles or rectovesicalis（筋肉は通常 m を省略する）と呼ばれており，膀胱直腸窩の底をなし，精嚢の天蓋となっている。このあたりの用語は統一性に欠けている。

- **子宮基靭帯（ligamentum cardinale），cardinal ligament of uterus**：子宮頚部から外側に伸びて骨盤壁に広く付着するが，主に仙骨外側部である後外側方に転回して行く部分が主である。
- **仙骨子宮索（ligamentum rectouterinum），sacrouterine ligament**：腹腔から観察すると腹膜に索状の盛り上がりがあるため，このような仙骨子宮索という命名になっている。
- **膀胱子宮索（ligamentum vesicouterinum），vesicouterine folds**：骨盤底に台状の盛り上がりとして観察され膀胱子宮索と命名されている。ラテン語は腹膜下結合組織に着目してligamentと名付けているが英名はひだ状隆起に着目してfoldとよんでいる。
- **子宮広間膜（ligamentum latum uteri），broad ligament**：和名解剖学用語では子宮の外側方の卵管の下方を膜状に覆う腹膜に着目して広間膜と和名では呼ばれている。英名では腹膜の下にある結合組織も含めてligamentと名付けている。

表16-1-1

16-2 尿路（および下大静脈と左腎静脈）

概説

【腎臓】

　腎臓は，後腹膜腔に存在する。長さは10cmほどで，一般に5mmほど左腎が右腎より大きい。第12胸椎から第3腰椎の高さに存在することが多く，呼吸により上下に平均1椎体（1〜4cm）移動する。上端は内側，下端は外側に向く。右腎が左腎よりも尾側に存在することが多いが（背臥位で90％，腹臥位で70％），肝臓による圧排のためである。左右の腎動脈を比較すると，右腎動脈はより頭側に存在することが多い。腎臓の固定が悪い場合には，遊走腎・腎下垂症を生じるが，若いやせ形女性の右腎に好発する。

　腎臓は，インゲン豆に似た形態を示し，外側面は凸である。内側面は凹で，腎臓への血管，神経，尿管などが出入りし腎門と称される。腎門には腹側から背側に向かって，腎静脈：vein，腎動脈：artery，尿管：ureterがならぶ（VAUの順）（下大静脈と左腎静脈の項p.85参照）。頭側と尾側の形態を比べると頭側はより扁平で，尾側はより尖っている。

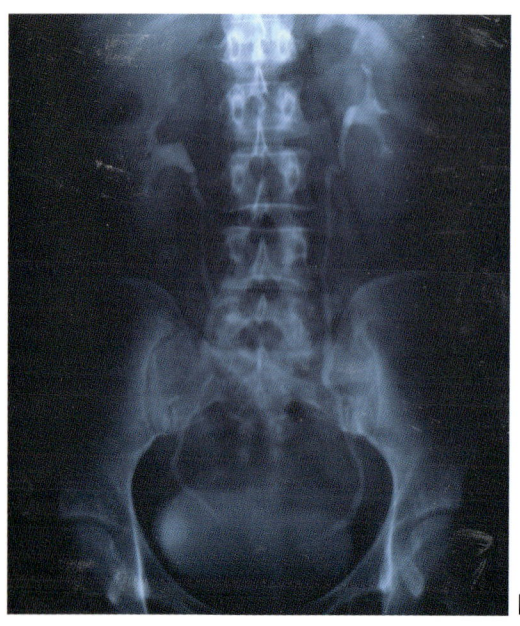

図16-2-1　尿路のX線写真

腎臓の頭側には副腎，右腎前面には，肝臓，十二指腸下行部，右結腸曲（肝弯曲部），左腎前面には，胃底，脾臓，膵臓（体尾部），空腸，左結腸曲（脾弯曲部），後面には，横隔膜，肋骨，腹横筋，大腰筋，腰方形筋がある。

腎臓の被膜としては，線維被膜，脂肪被膜（腎周囲脂肪組織），腎筋膜（Gerota筋膜）がある。腎筋膜内には副腎も含まれる。

腎臓の先天異常としては，位置の異常（異所性腎）として，骨盤内や胸腔内に存在することがある。骨盤内に存在する腎臓は脂肪被膜が欠如するために分娩外傷を受けやすい。数の異常としては，一側が欠如する場合には左が欠如しやすい。3腎存在する場合には外側あるいは骨盤内に存在する。両側腎の下極が癒合した場合には馬蹄腎，上極・下極とも癒合した場合には胎盤腎と称される。腎臓は5〜6個の腎葉から形成されるため，胎児の腎表面は腎葉に一致して隆起・分葉し，発育とともに平滑となる。ときに成人でも分葉が残存することがあり，腎表面に陥凹が存在する（胎児分葉）。陥凹は腎杯と腎杯の中間に存在し，腎杯と相対する腎梗塞や慢性腎盂腎炎の瘢痕との鑑別点となる。

【腎動脈】

腎動脈は腹腔動脈や上腸間膜動脈の尾側に存在し，ほぼ第2腰椎の高さに存在する。腹部大動脈は左側にあるために右腎動脈が左腎動脈より長く，また右腎動脈は下大静脈の背側を走る（前述のごとく，腹側から順にVAUなので）。腎動脈が2本以上存在する例は1/4に認められる。まれに腎門外の頭側や尾側に副動脈（accessory artery）が存在することもある。尾側に腎動脈が存在する例では，尿管の前を動脈が横切り尿管通過障害来すことがある。下大静脈は右側に存在するため，左腎静脈は，右腎静脈より5cmほど長い。左腎静脈は大動脈の前を横切る。また本静脈は十二指腸とともに腹部大動脈と上腸間膜動脈との間に挟まれる（これをクルミ割りと呼ぶ）。発生途中で，左下大静脈が消失するために左腎静脈には左精巣（卵巣）静脈，左下横隔膜静脈，左副腎静脈などの静脈が合流する（右側では，右腎静脈には合流せず，直接下大静脈に合流する）。左腎静脈圧が上昇した場合には左精索静脈瘤 varicocele が生じる。

リンパ系は，腎門から大動脈周囲のリンパ節へ注ぐ例が多いが，腎臓被膜下のリンパ管は腎臓周囲のリンパ管と連絡しており，腎臓の悪性腫瘍では腎周囲脂肪織除去が必要である。

腎実質の再生能力はきわめて少なく，糸球体は再生されない。一側腎の剔出などで，対側腎は肥大するが，実質の再生ではなく，単なる機能的肥大にすぎない。腎実質は皮質と髄質と分けられる。皮質は腎表面の1/3を占め，髄質である錐体の間にも入り腎柱（Bertin腎柱）をつくる。髄質は十数個の腎錐体からなり，先端は腎門に向かって乳頭状に突出し，腎乳頭を形成する。腎乳頭は腎杯に杯状に囲まれ，腎杯は集まって腎盂を形成する。腎杯は平均9〜10個存在し，最大で18個ほどである。腎臓疾患で腎杯（乳頭）

や腎盂に変形を来すことが多いため，腎盂を造影する（腎盂造影法，pyelography）は腎臓疾患の診断に有用である．静脈性（排泄性）腎盂造影法（intravenous（excretory）pyelography：IVP）と逆行性腎盂造影法（retrograde pyelography：RP）とがあり，前者では，静脈内に腎臓から排泄される造影剤を注入し，後者ではカテーテルを用いて，造影剤を膀胱を経て尿管内に直接注入する．

【尿管】

尿管は全長25cmの腎臓から膀胱へ至る管で後腹膜腔に存在する．生理的狭窄部が3カ所ある．1. 腎盂から尿管への移行部，2. 腹部から骨盤への移行部〔総腸骨動静脈（外腸骨動静脈のこともある）と交叉し，尿管は腹膜と癒着しているため狭窄を来す（この時尿管は総腸骨動脈の腹側）〕．3. 膀胱壁を貫く部（尿管は膀胱壁を斜めに貫き，長さ2cmほどの狭窄で1.，2. よりも狭い）．同部位には尿管結石などがつまりやすい．筋層は，内縦・外輪の平滑筋から形成され，下部では外輪層の外側に縦走筋が存在する．尿を輸送するために，1分間に4～5回周期的に起こる蠕動を認める．そのため腎盂造影では，尿管全体が造影されることは少なく，常に尿管全体が描出される場合には，尿管の閉塞を疑う．尿管の腹部での走行は後腹膜腔を降下し，大腰筋の前を下りながら精巣（卵巣）動脈の後ろを通過する（16-1章p.79，図16-1-2参照）．右尿管は回腸末端，左尿管はS状結腸の後ろに存在する．骨盤部の走行では，男性では，骨盤底の上面で精管の下で交叉して膀胱へ，女性では広間膜の中を下り，子宮頸と腟円蓋の2cm外側，子宮動脈の後下で交叉して，膀胱子宮靱帯を貫く（1章p.5，図1-5参照）．子宮頸部や腟に近接しているために，子宮手術の際には尿管を損傷しないように注意が必要である（図16-2-2）．尿管の動脈支配は，上部では，腎動脈，精巣（卵巣）動脈，腹部大動脈・総腸骨動脈から，下部では，内腸骨動脈，精管動脈，子宮動脈である．知覚線維は第1，2腰椎の高さに相当するため，尿管内圧が高まることによる腎疝痛では，膀胱や外陰部，ときに大腿までの皮膚域に放散痛を伴うことがある．

【膀胱】

膀胱は，頂にあたるところが膀胱尖で，前方頭側に存在する．その先は尿膜管由来の正中臍索に連続する．膀胱底は後方に存在し，頭側を底部とする三角形を呈し，底部には左右の尿管が，頂点には尿道が存在する．また尿道にむかって細くなる部分を膀胱頸と称する．膀胱尖と底部との間が膀胱体である．膀胱の容量は300～500mlである．筋層は内縦・中輪・外縦であるが，互いに交錯して複雑である．

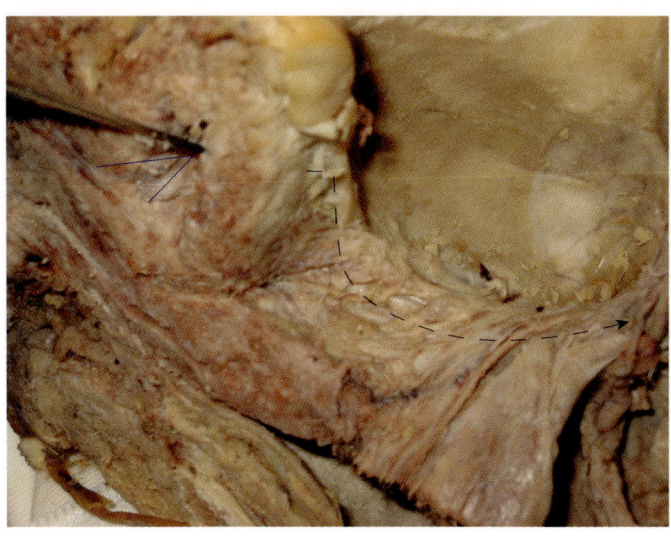

図16-2-2 女性の骨盤底の正中断：尿路（左が前方）

　左に正中断された膀胱が，中央に仙骨子宮索が観察される。ゾンデを膀胱三角の尿管口から尿管にむけて挿入している。尿管は波線のごとく走行しており，常に腹膜の後方にある。子宮は偏位していたため子宮体はみられず，膣も正中断されていない。

【副腎】

　副腎は，腎と一緒に腎筋膜（Gerota筋膜）に囲まれている。大きさは右副腎よりやや左副腎が大きく平均の重さは各々6.0gと5.5gである。長さ5cm，幅3cm，厚さ0.6〜1cmである。支配動脈は個体差大きいものの，上中下の3本の副腎動脈が存在し，上副腎動脈は下横隔膜動脈から分岐，中副腎動脈は大動脈から直接分岐，下副腎動脈は腎動脈から分岐する。右副腎では，大動脈が遠いため中副腎動脈は欠如することが多い。一方，副腎静脈は左は左腎静脈に，右は直接下大静脈に注ぐ。

【下大静脈と左腎静脈】

　下大静脈は左右の総腸骨静脈が合流して形成される。このときこれに伴行する動脈（右総腸骨動脈）は左右総腸骨静脈と下大静脈の前を下降している（図16-2-3）。つまり下大静脈脈下部では動脈が前，静脈が動脈と脊柱の間にある珍しい位置関係となっている（注：ただし，腎臓の高さでは腎静脈が腎動脈の前にある）。これは下大静脈の発生が複雑な過程の結果であることを残したものである。上下大静脈を構成する主要な静脈には発生上三本みられる。上大静脈は下大静脈より腹側に位置し，大動脈より腹側に発生する主静脈に基づいている。これに対し左右総腸骨静脈は主静脈より背側を走行する主上静脈（上は背側を意味する）に基づいている。腰部の静脈は主静脈に基づいているが，腎静脈の部位では尿管より腹側に発する主下静脈（下は腹側を意味する）に基づいている（図16-2-4）。この複雑な構築過程は腹部解剖の数多くの奇形の基になっている。

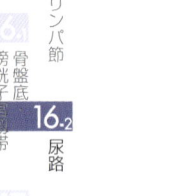

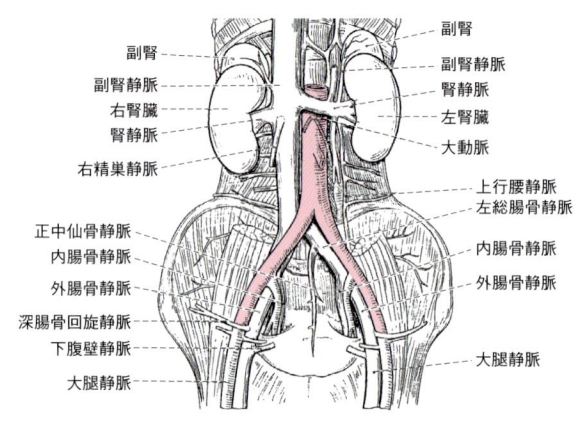

図16-2-3 総腸骨動脈と左腎静脈

（佐藤達夫，佐藤健次．講座　泌尿器手術に必要な局所解剖6．臨泌 1982；42(12)：1063-1074．より引用）

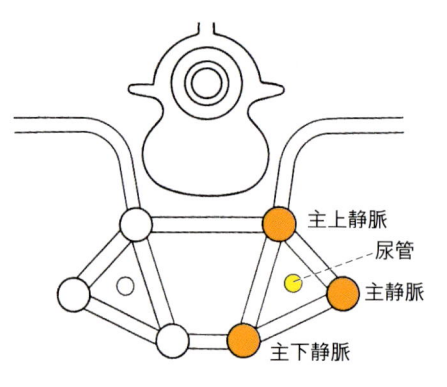

図16-2-4 胎生期の後腹膜に現われる縦走静脈[2]

（佐藤達夫，佐藤健次．講座　泌尿器手術に必要な局所解剖6．臨泌 1982；42(12)：1063-1074．より引用）

関連問題 ❶

96回-G32

正常な人体で正しいのはどれか。
(1) 腎動脈は腎静脈の背側にある。
(2) 腎盂は腎静脈の背側にある。
(3) 尿管は膀胱三角に開口する。
(4) 尿管は腹腔内を通る。
(5) 射精管は膀胱に開口する。

a(1),(2),(3)　b(1),(2),(5)　c(1),(4),(5)　d(2),(3),(4)　e(3),(4),(5)

問題解説
(1) 腎動脈の項（p.83）のごとく，腎静脈は腎動脈，大動脈などの腹側にある。
(2) 腎動脈の項（p.83）のごとく，腎動脈，静脈，尿管はVAUと並んでいる。
(3) 尿管は膀胱三角に開口する。
(4) 尿管は後腹膜にある。
(5) 射精管は尿道に開口する。

解答 a

文　献

1) 佐藤達夫，佐藤健次．講座　泌尿器手術に必要な局所解剖6．臨泌 1988；42（12）：1063-1074．
2) Hamilton WJ, Mossman HW. Human embryology, 4th ed. Heffer, Cambridge, 1972：p277-81.

17 顔面神経（第Ⅶ脳神経）
facial nerve

概説

末梢の顔面神経は複雑に頭蓋骨内を走行する。このことがさまざまな顔面神経麻痺症状を起こすと同時に頭蓋で外傷，感染が発生した時の疾病の局在性を顔面神経麻痺の様態が物語る。このため国家試験における顔面神経に関する出題傾向は高い。

脳神経のうちで第7番目にあたるのが顔面神経（図17-1）である。この神経は混合神経（運動ならびに感覚神経）で，肉眼的には狭義の顔面神経と中間神経に区別される。狭義の顔面神経は特殊臓性遠心性 の線維（3章p.12参照）が主部をなし（＝顔面の運動神経），第2鰓弓（舌骨弓）由来の横紋筋（表情筋など）を支配する。中間神経は細い神経で，一般臓性遠心性 の線維（涙腺・舌下腺・顎下腺を調節する副交感性の節前線維），特殊臓性求心性 の線維〔舌などの味蕾からの情報（味覚）を中枢に伝える神経〕，

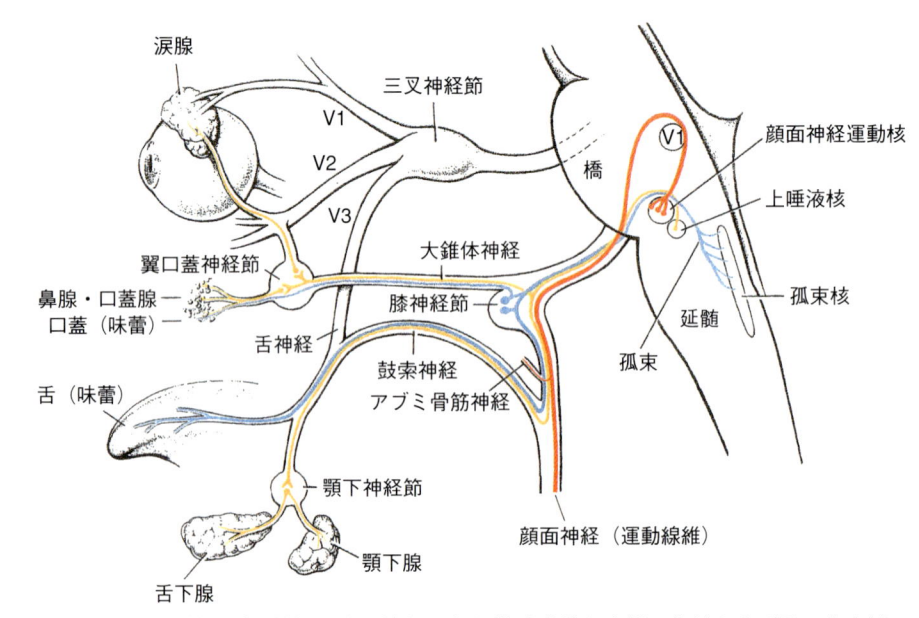

図17-1 顔面神経（狭義）と中間神経の主な構成成分と末梢の分枝およびその分布域
特殊臓性遠心性（運動性）SVE：赤，一般臓性遠心性（副交感性）GVE：黄，特殊臓性求心性（味覚）SVA：青，V1:眼神経，V2：上顎神経，V3：下顎神経，Ⅵ：外転神経
(Carpenter MB .Core text of neuroanatomy, third edition. 1985. より改変引用)

ならびにごく少数の一般体性求心性線維（外耳道や外耳の皮膚の触覚や痛覚を伝える）の3つの成分を含んでいる。

【顔面神経（狭義）】

狭義の顔面神経に含まれる運動神経線維（特殊臓性遠心性線維）は舌骨弓筋由来の表情筋，茎突舌骨筋，顎二腹筋後腹，耳介筋，およびアブミ骨筋を支配する。この運動神経束が内耳道と顔面神経管を走行する途中で分岐する枝はアブミ骨筋神経だけである。他の成分は外頭蓋底の外側部にある茎乳突孔から頭蓋の下に出る。

1）中枢：顔面神経核 facial nucleus（運動核，主核）

顔面神経（狭義）を構成する運動線維（特殊臓性遠心性線維）は顔面神経核から生じる。顔面神経核にはそれぞれの表情筋に対応したいくつかの細胞群があり，神経核内で背腹方向および内外側方向に区別できる分布をしている。この顔面神経核の細胞群の発達や分化には種差が認められる。これは哺乳類のなかでも種によって筋の発達程度に違いがあるためである（ネコやイヌに表情が少ないなど）。しかし，顔面神経核の細胞群とその支配筋の局所対応性はよく保たれており，哺乳類では基本的には一致している[4]。

顔面神経核は大脳皮質からの下行性の投射線維（皮質延髄路線維）の入力を直接受ける。この入力線維は大脳皮質の運動野（Brodmannの4野）や運動前野（6野）から起こる。サルやヒトでは顔面神経核の腹側部（口の周囲の筋を支配する）へは主に反対側の皮質からの線維が終わり，背側部（眼窩周囲の筋を支配する）へは両側の皮質からの線維が終わる。ただし，大脳皮質から顔面神経核への入力は，この直接的な経路だけでなく間接的なものもある。

臨床医学において，上顔面神経（upper part of facial nerve）と下顔面神経（lower part of facial nerve）とが区別されることがあり，その場合は上顔面神経とは側頭枝と頬骨枝をいい，下顔面神経は頬筋枝，下顎縁枝，および頸枝を含めていう。大脳皮質からの下行性運動路が障害された場合に見られる症状が顔面上部と下部で異なるためこのように区別される。

例えば，中枢性顔面神経麻痺では前額部のしわ寄せが可能である（上顔面神経による）。

2）末梢：狭義の顔面神経の走行経路と分枝パターン

顔面神経核からの運動線維は橋網様体の腹側部から，まず背内側に向かって走り第4脳室底に達し，脳室底の近くにある外転神経核の周囲を取り巻くように走行する（顔面神経内膝）。その後，線維束は向きを変えて腹外側に向かって進み，橋の下縁の腹外側部から顔面神経（運動根）として脳幹を出る。この運動神経根は中間神経とともに内耳道にはいり中間神経と合して顔面神経主幹を形成する。この顔面神経主幹は内耳道底で

内耳神経（第Ⅷ脳神経）と離れ，ここから始まる顔面神経管に入る。まもなくほとんど直角に後外側に曲がり，次いで弓状に後下方へ伸びる（顔面神経膝（外膝））。神経主幹部の運動性線維は茎乳突孔を出た直後に後耳介神経を出し，残りの大部分は耳下腺の中に入って耳下腺神経叢（耳下腺近傍に存在する網状神経叢という意味）を形成する。後耳介神経は後頭枝，二腹筋枝，および茎突舌骨筋枝に分枝し，後頭枝は側頭頭頂筋と後耳介筋に，二腹筋枝は顎二腹筋の後腹に，茎突舌骨筋枝は同名の筋に分布する。耳下腺神経叢からは顔面の筋に分布する。頸枝は広頸筋に分布する。

【中間神経：intermediate nerve】

中間神経は1）舌などに分布する味蕾からの味覚情報を伝える特殊臓性求心性線維（感覚線維），2）腺の分泌に関与する一般臓性遠心性線維（副交感性の節前線維），3）さらにごく少数の一般体性感覚を伝える一般体性求心性線維（感覚線維）よりできている。一般臓性遠心性線維は上唾液核の細胞から起こり，2種類の感覚線維は膝神経節の神経節細胞に由来する。

1）特殊臓性求心性線維（味覚線維）（＝膝神経節細胞の突起）

中間神経に含まれる特殊臓性求心性線維（味覚線維）は，顔面神経膝にある膝神経節の偽単極性の神経節細胞の突起である。膝神経節細胞から生じる突起はすぐに2分して脳幹に向かう中枢枝と味蕾に分布する末梢枝となる（図17-1）。膝神経節からの中枢枝は脳幹に入ると孤束となって下行し，1次味覚核（primary gustatory nucleus）である延髄の孤束核吻側部（味覚部）に終わる。

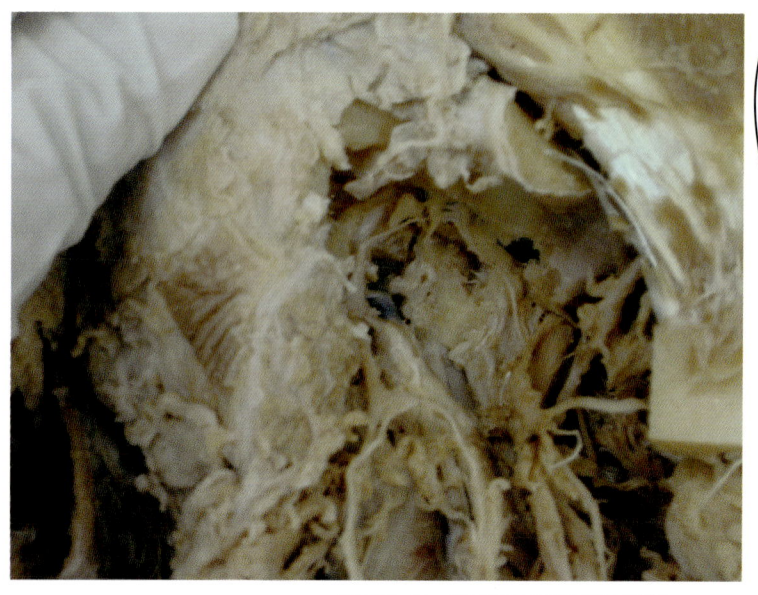

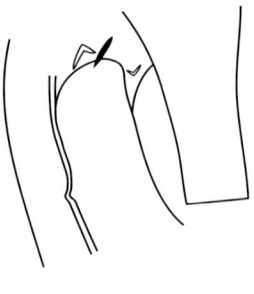

図17-2 鼓室内を通る鼓索神経

膝神経節細胞の末梢枝は，一部は顔面神経膝から分枝する大錐体神経を通る。大部分のものは顔面神経主幹部を下行してから鼓索神経（図17-2）を通って標的部位である味蕾に達する。鼓索神経を経由する味覚線維は舌の前2/3に分布する味蕾からの味覚を中枢に伝える。

　一部の特殊臓性求心性線維は大錐体神経を通る（口蓋の味蕾に達する）（図17-3）。この味覚線維は後述の一般臓性遠心性線維とともに走行して翼口蓋神経節に達する。しかし，味覚線維はこの神経節では終止せずに通過し（当然のことながら知覚線維は腺の分泌に関する副交感神経とは異なるため），後鼻神経や口蓋神経を経由して口蓋に至り，そこに分布する味蕾に達する。

2）一般臓性遠心性線維（副交感性の節前線維）

　中間神経の一般臓性遠心性（副交感性）線維は腺分泌に関与する。この神経線維は副交感性の神経節（翼口蓋神経節と顎下神経節）の節後細胞に終止する節前線維である。副交感性神経節の節後細胞から生じる節後線維は涙腺，大唾液腺（顎下腺，舌下腺），小唾液腺（舌腺，口唇腺，口蓋腺，頬腺など），咽頭腺，鼻粘膜，副鼻腔の粘膜などに分布し腺分泌に関わる。節前線維の起始核である上唾液核は橋と延髄の境界部で，顔面神経運動核の尾側に位置する。

　一般臓性遠心性線維（腺分泌）は上唾液核を出た後，感覚（味覚）線維に沿って走行し，中間神経の1成分として脳幹を出る。次に運動根（狭義の顔面神経）とともに内耳道を進み，ここで合して顔面神経主幹となり顔面神経管を進む。その途中で一部の一般臓性遠心性線維（口蓋腺に向かうもの）は顔面神経膝（外膝）から分枝する大錐体神経に加わる（図17-3）。大錐体神経は，まず側頭骨の錐体の中を通って大錐体神経管裂孔

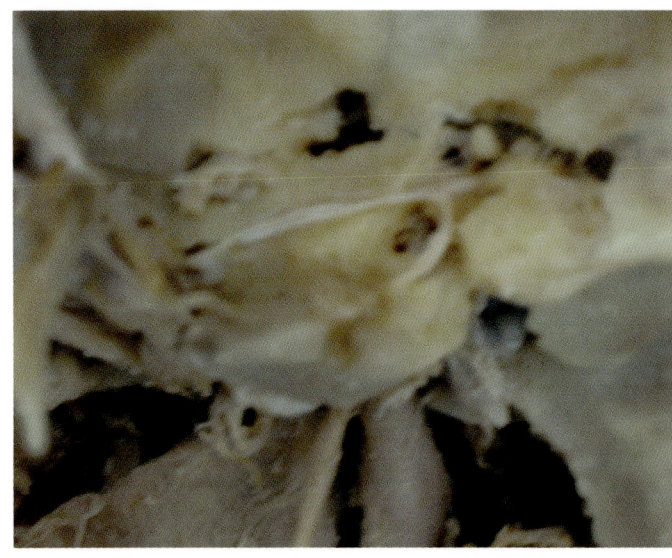

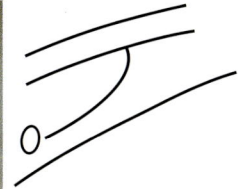

図17-3　顔面神経の内耳導内での分枝

から錐体上面に出る。錐体の前上面を前進した後で下方に向かい，破裂孔の軟骨を貫いて外頭蓋底に出る。ここで交感神経性の節後線維からなる深錐体神経と合して翼突管に入り翼突管神経となって翼口蓋神経節に達する（副交感神経節前神経終わる）。腺を直接支配する線維は翼口蓋神経節細胞から生じる副交感性の節後線維である。翼口蓋神経節から生じる節後線維の大部分は鼻粘膜，副鼻腔，口蓋，咽頭円蓋，耳管，上唇部などの粘膜に達し，鼻腺，口蓋腺，口唇腺，咽頭腺などの腺分泌に関わる。

　涙腺に向かう節後線維は特異な経路をたどる。涙腺に向かう節後線維は翼口蓋神経を通った後，頬骨神経，次に頬骨神経との交通枝（三叉神経の第2枝である上顎神経の分枝である），さらに涙腺神経（三叉神経の第1枝の眼神経の分枝）を通って眼窩の外側上部に至って涙腺を支配している。

　唾液分泌に関わるものは，膝神経節よりも末梢の下行部で顔面神経主幹から分かれ，味覚線維とともに鼓索神経となって鼓索神経小管に入る。鼓索神経は鼓索神経小管を通って鼓室に達し，耳小骨の間（キヌタ骨の長脚とツチ骨柄の間）を通過し（図17-2），再び骨中を通った後，錐体鼓室裂から外頭蓋底に出る。鼓索神経は耳介側頭神経と中硬膜動脈の内側を前進した後，舌神経（三叉神経の下顎神経の分枝）と合し舌の前方部に達して顎下神経節に至る。この神経節は舌神経と顎下腺の間に位置する副交感性の神経節である。ここで一般臓性遠心性線維（副交感性の節前線維）は節後細胞にシナプスする。顎下神経節からは副交感性の節後線維が起こり，顎下腺や舌下腺，さらに舌腺や下唇の口唇腺などに至って腺分泌を制御する。

3）一般体性求心性線維（一般体性感覚線維）

　膝神経節細胞から極く少数の一般体性求心性線維（一般体性感覚線維）が起こり，中間神経に加わると考えられている。これらの感覚線維は外耳道の部分と外耳（耳甲介）の皮膚の小領域の一般体性感覚（触覚や痛覚など）を三叉神経脊髄路核に伝えれると考えられている。これらの感覚線維は顔面神経管の下行部で顔面神経主幹が茎乳突孔を出る直前に枝分かれして，迷走神経の耳介枝との交通枝を形成して耳介枝に加わり，標的の皮膚に分布する。

関連問題 ❶   94回-A43

末梢性顔面神経麻痺の原因とならないのはどれか。

a 耳性帯状疱疹
b 真珠腫性中耳炎
c 聴神経腫瘍
d 頸静脈孔症候群
e 耳下腺癌

Close Up 神経の障害と症状

　顔面神経の障害によって起こされる症状は，傷害部位によって大きく異なる。顔面神経が茎乳突孔から出た位置で傷害を受けると，同側のすべての表情筋に麻痺が生じる。患者は額に皺を寄せる，眼を閉じる，歯を見せる，口を尖らす（口笛を吹く），などができなくなる。角膜の一般体性感覚（触覚や痛覚など）は残る（これらは三叉神経の支配なので傷害されない）が，角膜反射は失われる。鼓索神経の分岐部より中枢側で傷害されると，傷害側のすべての表情筋の麻痺に味覚と唾液分泌の障害が加わり，アブミ骨筋神経の出る部分より中枢側であればさらに聴覚過敏が加わる。これはアブミ骨筋の麻痺による。膝神経節の部分で侵されると，これらの障害にさらに耳の後ろおよび内部の痛みが加わる。膝神経節より中枢側で傷害されると涙の分泌障害がさらに加わる。内耳道で顔面神経が傷害されたときには並んで走行する内耳神経も侵されることがあり，このような場合には聴覚性および前庭性の障害も伴う。末梢性顔面神経麻痺は特発性（原因不明のBell麻痺）がもっとも多い。口輪筋が著しく侵されるため口笛，口唇音，母音が不正確となる。
　顔面神経核よりも上位の中枢の傷害で惹起される顔面の運動障害は顔面上部と下部で違いがある。上顔面神経を出す顔面神経核の細胞群と下顔面神経を出す細胞群の大脳皮質による支配のパターンに違いがあるためである。一側の大脳皮質運動領の顔面筋を支配する領域あるいはその下行路に傷害があると，上顔面神経が支配する顔面上部には異常はない（顔面上部は両側性に支配を受けるため）が，下顔面神経が支配する顔面下部の表情筋は麻痺する。交叉性に支配されるため傷害とは反対側の顔面下部に麻痺が見られる。つまり眉を上げたり眼を閉じることには異常は認められない。しかし，歯を見せる，頬を膨らませる，口を尖らす（口笛を吹く）ような動作はできなくなる。このような顔面筋の麻痺に顔の上下で分離が認められる時には，原因

となる傷害は大脳皮質あるいはその下行路にあると考えられる。なお、このような傷害では、味覚や唾液分泌は障害されない。

問題解説

a．耳性帯状疱疹（外耳道ヘルペス）に顔面神経麻痺・めまい・難聴を呈する症状をRamsey-Hunt症候群といいしばしば癌（胃癌）に合併する（免疫力低下のため）。

b〜e．選択肢d以外は顔面神経が通過する部位の疾患である。

d．頚静脈孔は頚静脈・舌咽神経・迷走神経・副神経が通過する。頚静脈孔症候群ではこの部位の障害としてこれらの神経で症状がでる。嚥下障害、味覚障害、胸鎖乳突・僧帽筋麻痺・発音障害・迷走神経耳枝により耳を刺激したときに喉が痛い、まれに頻脈が起こる。

解答 d

追加問題 ❶

96回-G80

末梢性顔面神経麻痺がみられないのはどれか。
a　帯状疱疹
b　真珠腫性中耳炎
c　頸静脈孔症候群
d　耳下腺癌
e　側頭骨骨折

解　答　c

文　献

1) Carpenter MB. Core text of neuroanatomy, 3rd ed. Baltimore : Williams & Wilkins 1985.
2) Romanes GJ. Cunningham's textbook of anatomy, 12th ed. New York : Oxford University Press, 1981.
3) Gray's anatomy, 38th ed. Williams PL, et al, editors. London : Churchill Livingstone, 1995.
4) Voogd J, Nieuwenhuys R, von Dongen PAM, et al. In : Nieuwenhuys R, ten Donkelaar HJ, Nicolson C, editors. The central nervous system of vertebrates. Heidelberg, Springer-Verlag 1998 ; 3 : 1637-2041.
5) 平沢興, 岡本道男. 解剖学（分担）, 第2巻, 改訂11版. 東京：金原出版, 1982.
6) 水野昇, 岩堀修明, 中村泰尚, 訳. 図説　中枢神経系, 2版. 東京：医学書院, 1992.（Nieuwenhuys R, Voogd J, van Huijizen Chr. The human central nerous system-A aynopsis and atlas, third edition. Berlin, Heidelberg, New York : Springer-Verlag, 1988）

索 引

【欧文】

DiGeorge症候群 …………………73
ERCP ……………………………42
ganglion impar …………………49
Gerstmann症候群 ………………33
Horner症候群 ……………………50
Mackenrodt ligament …………78
Müller筋の麻痺 …………………50
pancoast腫瘍 ……………………50
Ramsey-Hunt症候群 ……………94
Rotterリンパ節 …………………76
Schwannoma……………………19
VAU ………………………………82
Willisの動脈輪 …………………27

【和文】

●あ
アドレナリン……………………10
胃十二指腸動脈…………………41
陰部大腿神経……………………46
右室………………………………38
腋窩リンパ節の定義……………75
円靱帯 ……………………………6
横隔神経の走行…………………11

●か
外頚静脈…………………………58
外頚静脈から心臓への経路……35
外(側)鼠径輪(深鼠径輪)…46
顆管(後顆管)…………………30
下顔面神経………………………93
下喉頭神経 …………………12, 13
下膵十二指腸動脈………………41
仮性球麻痺………………………33
下大静脈…………………………85
カテーテルの挿入………………35
感覚と知覚………………………22
眼瞼裂狭小………………………50
肝シンチグラフィー……………42
顔面神経管………………………90
顔面神経の障害…………………93
奇静脈……………………………66
球麻痺……………………………33
胸管………………………………26
胸肩峰動静脈……………………76
経静脈性胆道造影………………42
頚動脈……………………………36
茎乳突孔…………………………90
交感神経幹………………………49
鼓索神経…………………………92
骨盤隔膜…………………………78
骨盤漏斗靱帯……………………2
固有肝動脈………………………41
固有卵巣索………………………1
混合神経…………………………88

●さ
鎖骨下静脈………………………60
鎖骨下リンパ本管………………74
左室………………………………38
左右の反回神経…………………12
鰓弓………………………………65
子宮広間膜………………………80
耳性帯状疱疹……………………94
膝神経節…………………………90
斜角筋間隙………………………9
術後虚血性大腸炎………………14
上顔面神経………………………93
上喉頭神経………………………13
上膵十二指腸動脈………………41
上腸間膜動脈……………………41
静脈圧……………………………58
心間膜……………………………44
心基部横断面……………………38
神経線維の機能分類……………21
心室中隔欠損……………………54
腎動脈……………………………83
舌下神経管(前顆管)…………30
舌神経……………………………92
前胸壁からの距離………………40
仙骨子宮靱帯……………………2
前斜角筋…………………………8
選択的腹腔動脈造影……………43
総肝動脈…………………………41
鼠径部穿刺………………………48

●た
胎児の心臓の内腔………………53
大・小内臓神経…………………52
大動脈……………………………38
大動脈狭窄………………………56
大動脈縮窄………………………56
第2鰓弓…………………………88
中間神経…………………………90
中斜角筋…………………………8
注腸造影…………………………48
腸間膜……………………………44
腸間膜根…………………………44
長胸神経…………………………76
腸骨鼠径神経……………………46
椎骨動脈の連絡…………………29
痛風………………………………16

●な
内胸動脈…………………………27
内頚静脈…………………………58
内(側)鼠径輪(浅鼠径輪)…46
Ⅱ音の固定性分裂………………54
乳腺所属リンパ節………………75
尿管 …………………………79, 84
尿生殖隔膜………………………78
脳底動脈 ……………………27, 29

●は
肺動脈 ………………………38, 40
肺動脈幹…………………………40
肺動脈狭窄症……………………55
左胃動脈…………………………41
左胸腔の肺癌(特に上葉)…16
左腎静脈…………………………85
左肺門……………………………24
脾動脈……………………………41
皮膚温上昇………………………51
腹腔動脈造影……………………42
副甲状腺機能亢進症……………71
副甲状腺の埋め戻し……………68
副甲状腺の組織所見……………68
腹部大動脈瘤……………………14
膀胱子宮靱帯内…………………2

●ま
末梢性顔面神経麻痺……………93

右胃大網動脈…………………41	迷走神経求心性線維…………20	翼突管神経………………………92
右胃動脈……………………41	迷走神経障害………………22	
右食道後鎖骨下動脈…………62	迷走神経の神経線維の構造…21	●ら
右肺動脈……………………39		卵管間質部　…………………2, 81
右肺門………………………23	●や	リンパ節……………………74
迷走神経……………………19	翼口蓋神経…………………92	涙腺神経……………………49
迷走神経運動枝………………12	翼突管………………………92	

実戦・解剖学	〈検印省略〉

2004年10月28日　第1版発行

定価（本体3,200円＋税）

編　集　齋藤敏之
発行者　今井　良

発行所　克誠堂出版株式会社
　　　　〒113-0033　東京都文京区本郷3-23-5-202
　　　　電話 (03) 3811-0995　振替00180-0-196804

印刷・製本　株式会社シナノ

ISBN4-7719-0281-X C 3047 ￥3200 E
Printed in Japan　© Toshiyuki Saito 2004

・本書の複製権・翻訳権・上映権・譲渡権・公衆送信権（送信可能化権を含む）は克誠堂出版株式会社が保有します。
・ JCLS ＜㈱日本著作出版権管理システム委託出版物＞
本書の無断複写は著作権法上での例外を除き禁じられています。複写される場合は，そのつど事前に㈱日本著作出版権管理システム（電話 03-3817-5670，FAX 03-3815-8199）の許諾を得てください。

かつてヒットラーが独裁の演説をおこなった東部ドイツからバイエルン地方への鉄道が発車していたライプチヒのバイエルン駅とその駅前広場。今は鉄道はなく，中はレストラン・バイエルン・プラッツになっている。近々再び鉄道が通る予定。

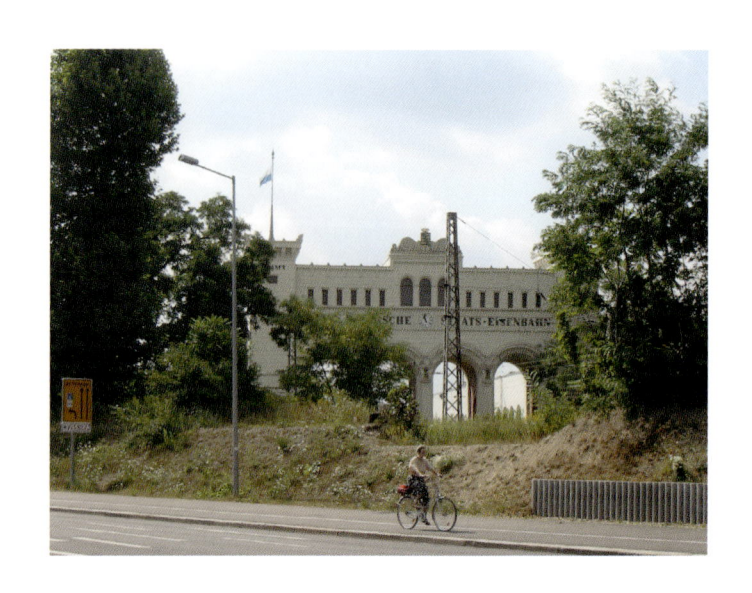

　余談：2002年夏，私は非常勤講師の立場とオーストリア・Grazで臨床解剖学会が開かれたことを利用して，この学会の帰りにドイツ・Leip zig大学に寄り，数日間の解剖研修をさせていただく機会を得た。ここでLeicheという言葉に注目した。私の所属する日本医科大学ではcadaverをドイツ語でLeiche（ライヒェ）といっている。しかし，どうもこの語はこの地方では「ライシャー」と発音されるらしい。ザクセン地方のドイツ語を聞いたり，発音するときは気をつけて！　ちなみにLeipzigの町の復興はめざましくものすごい勢いでビル化している。Leipzigに行くと建設ラッシュを目のあたりにすることができる。